XIANDAI MAZUIXUE DE LINCHUANG YINGYONG

现代麻醉学的临床应用

张义伟　鞠吉峰　孔庆玲◎主编

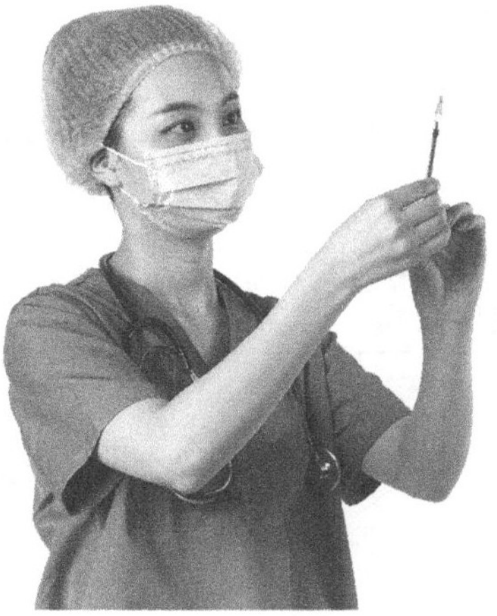

长江出版传媒
湖北科学技术出版社

图书在版编目(CIP)数据

现代麻醉学的临床应用 / 张义伟，鞠吉峰，孔庆玲主编. — 武汉 : 湖北科学技术出版社，2023. 2
ISBN 978-7-5706-1280-2

Ⅰ. ①现… Ⅱ. ①张… ②鞠… ③孔… Ⅲ. ①麻醉学 Ⅳ. ①R614

中国版本图书馆 CIP 数据核字(2022)第 183904 号

责任编辑：许可　　封面设计：张子容

出版发行：湖北科学技术出版社　　电话：027-87679426
地　　址：武汉市雄楚大街 268 号　　邮编：430070
(湖北出版文化城 B 座 13-14 层)
网　　址：http://www.hbstp.com.cn

印　　刷：武汉邮科印务有限公司　　邮编：430205

787mm×1092mm　1/16　　8.5 印张　205 千字
2023 年 2 月第 1 版　　2023 年 2 月第 1 次印刷
定价：88.00 元

前　　言

医学科技的发展，促进了麻醉学基础、麻醉药物、麻醉方法的进步，各类新型麻醉药物、麻醉方法、麻醉技术及相关器械等，发展迅速，这同时要求麻醉科医务人员必须不断学习，丰富临床经验，掌握最新的技术方法，以更好地帮助患者减轻术中痛苦。出于以上目的，本编委会特召集具有丰富临床经验的麻醉科人员，在繁忙的一线临床工作之余认真编写了本书，望以此书为广大麻醉科临床医务人员提供微薄帮助。

本书介绍了临床麻醉技术与临床手术麻醉的几个方面，包括脊柱外科麻醉、妇产科麻醉、老年麻醉、儿科手术麻醉。

本书在编写过程中，借鉴了诸多麻醉相关临床书籍与资料文献，在此表示衷心的感谢。由于本编委会人员均承担麻醉科一线临床工作，故编写时间仓促，难免有不足之处，恳请广大读者见谅，并给予批评指正，以更好地总结经验，起到共同进步、提高麻醉科临床工作水平的目的。

《现代麻醉学的临床应用》编委会

2022 年 8 月

目　　录

第一章　脊柱外科麻醉

第一节　脊柱手术麻醉概论

一、脊柱手术麻醉的任务

（一）临床麻醉工作

脊柱手术的种类很多，按原发病大致可分为五类。①创伤，如脊柱不稳定性骨折。②感染，如腰椎结核。③恶性病变（肿瘤等转移或原发疾病伴有脊柱不稳定、疼痛及神经并发症等症状）。④先天或自发性疾病，如脊柱侧凸。⑤脊柱退行性疾病等。各种疾病患者存在不同的生理变化。麻醉医生在术前访视患者应着重了解患者的呼吸、心血管及神经系统的情况，因这些系统都可受到即将手术的原发病的影响。对术中可能遇到的潜在的气道管理上的困难应有充分的认识，特别是行上胸段和颈椎手术的患者。对有气管插管困难史、颈部活动受限、颈椎稳定性破坏等情况的患者更应详细检查。

脊柱手术的患者常并发呼吸功能受损，颈段或上胸段脊髓损伤或脊柱多发骨折患者在术前常需人工通气，这些患者术前大多存在严重的心肺并发症，其气道管理也相当困难。长时间手术、俯卧位及术后长时间卧床等因素使脊柱手术患者发生血栓栓塞的危险性增高，以及大量的失血对患者的影响等对麻醉医生有很大的挑战。

术前全面的神经系统查体必不可少，这有三方面的原因。①对于接受颈椎手术的患者，麻醉医生应避免气管插管和摆体位等操作引起的进一步的神经损害。②肌营养不良可影响到延髓支配的咽部肌群，增加患者术后误吸的危险。③损伤发生的部位及时间可作为评估患者心肺功能受损程度的参考，如在损伤后 3 周内手术，脊休克期还没度过，而过了脊休克期则可能存在自主神经反射异常。

1. 麻醉诱导　根据病情选用适合插管的诱导方法，决定是采用快诱导气管插管还是清醒气管插管，或是否应用纤维支气管镜辅助。除患者存在颈椎不稳定或困难气道或全身情况差的情况之外，都适合静脉诱导。有脊髓损伤造成运动障碍的患者，在应用琥珀胆碱后，可能出现高钾血症。钾释放的量取决于患者瘫痪的程度，通常在瘫痪后最初 48h 内，使用琥珀胆碱是安全的。因此所有脊髓损伤超过 48h 的患者，要避免使用琥珀胆碱。

纤维支气管镜适用于颈椎固定、小下颌、张口受限等通常的插管操作无法进行的情况。清醒插管时为便于操作，首先给抗胆碱药物，抑制腺体分泌，使操作视野更加清晰；其次给予适量的镇痛药及镇静药，保留自主呼吸；再进行环甲膜穿刺，避免引起患者插管呛咳反应，以减轻对颈椎不稳定患者颈髓进一步的损伤。

2. 麻醉维持　要达到在手术过程中能准确地反映躯体感觉或运动诱发电位的变化的目的，维持稳定的麻醉深度是必需的。60％N_2O 联合低于 0.5MAC 的七氟醚吸入全身麻醉对术中躯体诱发电位检测影响不大，持续静脉输入异丙酚较为可取。术中出现诱发电位改变时应确定是否存在动脉压下降及是否需要追加麻醉性镇痛药或加深麻醉深度等情况。术中心血管系统的突然不稳定可能是脊髓或脑干反射的结果，也可能是由手术操作或大量失血所致的。

3.控制性降压 应用控制性降压可以减少术中出血，提高手术质量，在脊柱侧凸矫形手术中已有多种控制性降压药可供利用，包括神经节阻滞剂、挥发性麻醉药、钙离子通道阻滞剂、硝普钠、硝酸甘油等。一般将平均动脉压(MAP)维持在8kPa(60mmHg)。没有研究证明哪种药物最有效，但是避免心动过速是控制性降压的基本原则。

4.体位 随着脊柱损伤节段及手术方式的不同，患者的体位也不同，有的患者还需要术中改变体位，使患者手术部位的静脉压保持一低值，这对减少手术出血非常重要，并且术中应注意周围神经、身体突出部位及眼睛的保护。在改变患者体位时，应注意避免引起原来脊柱病变的进一步损伤。有时术中常需拍X线片，因此应将需照射的部位离开可透光的手术台。

5.脊髓功能监测 术中脊髓功能监测可早期发现脊髓及脊神经损伤，使外科医生在永久性损害发生前可以采取补救措施。

(二)麻醉恢复室

麻醉恢复室对术后患者进行监测治疗，及时观察病情变化，提高患者手术麻醉后的安全性，减少术后并发症发生，提高麻醉科工作效率，缩短连台手术等候时间，增加手术床位周转率。麻醉恢复室患者一般常规检测项目包括：血压、呼吸、脉搏、血氧饱和度、心电图、尿量、补液量及速度和引流量等。麻醉恢复室内应给予患者充分镇静、镇痛以减轻各种并发症，并且严格把关出室指标。

(1)中枢神经系统标准。麻醉前神志正常者意识恢复，神志清楚，有指定性动作；定向能力恢复，能辨认时间和地点；肌张力恢复，平卧抬头能持续10s以上。患者经过较长时间监测治疗仍处于深或浅睡眠状态，或术中有过较长时间低血压或低氧过程或低体温，估计需较长时间才能苏醒者，或原有神经系统疾病和(或)并发症者，送ICU继续监测治疗。

(2)呼吸系统标准。自行保持呼吸道通畅，吞咽及咳嗽反射恢复；通气功能正常，呼吸频率为12～30次/min，能自行咳嗽排出呼吸道分泌物，$PaCO_2$在正常范围或达术前水平，吸入空气条件下PaO_2高于70mmHg，或SpO_2高于95%。如病情危重，不能自行保持呼吸道通畅或估计较长时间呼吸仍不能恢复到满意程度，或出现呼吸道并发症仍需行呼吸支持或严密监测治疗者，应在转运呼吸机支持和监测的条件下转至ICU。

(3)循环系统标准。心率、血压波动不超过术前值的±20%并循环稳定30min以上；正常心律，ECG无ST-T改变或恢复到术前水平。若患者循环不稳定，仍需血管活性药物维持者，应在不间断监测和治疗的条件下转入ICU。

(4)局部麻醉患者特别是椎管内麻醉后，呼吸循环稳定。麻醉平面在T_6以下；最后一次麻醉加药时间超过1h；感觉及运动神经阻滞已有恢复，交感神经阻滞已恢复；循环功能稳定，无须使用升压药。门诊患者则等运动功能和本体感觉恢复，循环、呼吸稳定后才可回家，并且门诊患者均应有家属陪伴返家。

(5)患者在恢复室内由于严重疼痛或躁动等使用过麻醉性镇痛药或镇静药物时，应警惕再度发生呼吸和意识抑制的可能，应观察30min无异常反应才能送回病房。

(6)无急性麻醉或手术并发症，如气胸、活动性出血等。

(7)对苏醒程度评价可参考Steward苏醒评分标准(表1-1)，达到4分以上者方能离开麻醉恢复室。

表 1-1　Steward 苏醒评分

清醒程度		呼吸道通畅程度		肢体活动度	
完全苏醒	2	可按医师吩咐咳嗽	2	肢体能做有意识的活动	2
对刺激有反应	1	不用支持可以维持呼吸道通畅	1	肢体无意识活动	1
对刺激无反应	0	呼吸道需要予以支持	0	肢体无活动	0

注：评分在 4 分以上方能离开手术室或恢复室。

（三）围手术期镇痛

疼痛是组织损伤或潜在组织损伤引起的不愉快感觉和情感体验。根据疼痛的持续时间及损伤组织愈合时间分为急性疼痛和慢性疼痛。急性疼痛的时间通常短于 1 个月，常与手术创伤、组织损伤或某些疾病状态有关；慢性疼痛为持续 3 个月以上的疼痛，可在原发疾病或组织损伤愈合后持续存在。围手术期镇痛的目的是缓解手术造成的疼痛及其带来的不良反应。

现在，医学界已经逐渐认识到术后疼痛对患者的危害。据公开资料显示，术后疼痛如果在急性期得不到有效控制，将对患者全身状况及其康复（ERAS）造成不良影响，甚至引起心肌缺血、肺不张、血栓形成、代谢性酸中毒、延迟伤口愈合、心动过速，而且持续得不到控制的急性疼痛日久会转化成慢性疼痛，给患者带来持久伤害。有效的围手术期镇痛不但能减轻患者痛苦，也有利于疾病的康复，有巨大的社会和经济利益。随着医学人文理念的发展，国内外对此已经达成共识。

脊柱手术后疼痛程度取决于手术部位和范围，以及患者是否使用镇痛药。单一的药物并不能提供满意的术后镇痛效果且副作用明显，目前临床工作中常采用多模式镇痛技术，联合使用多种药物可以减少单一药物的用量，降低副反应的发生率，达到相同（或更好）的镇痛效果。常用的镇痛药物有阿片类药物，包括吗啡、芬太尼、舒芬太尼、羟考酮、氢吗啡酮、布托啡诺、地佐辛等，还有对乙酰氨基酚和非甾体抗炎药、曲马朵、局部麻醉药，其他如氯胺酮等。给药途径包括口服、静脉注射、患者自控镇痛（PCA）及多模式镇痛。

二、脊柱麻醉方法的选择

麻醉方法选择原则，根据患者的手术部位、健康状况、体位、时间长短、患者状态、麻醉医生的技术条件及外科医师或患者的特殊要求，选择最熟练、最可靠的麻醉方法。可用区域阻滞、全身麻醉或两者联合。通常颈胸椎手术和大部分腰椎手术及大多数儿童患者应选用全身麻醉。部分腰椎手术（如单纯腰椎间盘突出）可在连续硬膜外麻醉下进行。

（一）全身麻醉

1. 气管导管的选择

（1）金属丝导管：作为俯卧位全身麻醉患者首选气管内导管。

（2）双腔支气管导管：用于电视胸腔镜（VATS）下脊柱前入路手术麻醉，如胸椎结核病灶清除、脊柱肿瘤切除植骨、脊柱骨折内固定与脊柱侧弯 Eclipse 矫形术。

2. 麻醉诱导与置管

（1）常规诱导与不仰首置管：凡是非高位颈椎（C_5 以下）骨折、颈椎肿瘤及硬化性颈椎病或其他因素预计插管困难的患者，均可按常规诱导与不仰首下气管内插管。

（2）特殊疑难患者的麻醉处理：指不适合常规诱导与喉镜暴露置管的患者，如高位颈椎（C_4 以上）损伤、硬化性颈椎病、颈椎肿瘤与颈椎破坏性疾病、其他因素预计插管困难的患者。

颅骨牵引下常规全身麻醉诱导与插管：适用于 C_4 及以上的颈椎骨折而不伴有其他因素预计插管困难患者的手术麻醉。方法：在正位牵引状态下，不仰头，采用喉镜轻挑暴露会厌或部分声门，凭借临床经验插入气管导管。

纤维支气管镜引导下插管：纤维支气管镜由日本专家于 1967 年在纤维胃镜基础上研究发明，在呼吸系统疾病的诊疗方面应用广泛，后成为困难气道处理的有效手段之一。适用于不宜采用常规全身麻醉诱导插管的成人和大龄儿童患者。

需要注意以下几个方面。①给予神经安定镇痛药或适量全身麻醉药，强调高位截瘫患者慎用，其他患者缓慢注入，保持良好的自主呼吸。②纤支镜可供氧吸入，也有许多学者认为操作过程中可高频喷射通气供氧，但需要警惕大量气体进入胃内，患者苏醒期躁动而致胃破裂意外。③在给予肌松药与全身麻醉药前应证实气管内导管在位。

光索(light wand)(光棒)气管内插管：光索插管技术由 Macewan 于 1957 年首次报道使用，当初仅作为辅助照明，以便更好地显现声门。经过 20 多年的研究，到 20 世纪 80 年代发展成熟，有了专供气管内插管使用的比较安全的光棒。据称光棒插管技术在贝鲁特陆军医疗中心已使用多年，国内近几年临床使用大增。

光棒插管技术对麻醉医生是较容易掌握的。Ellis 等认为此项技术临床上训练与不训练仅影响插管的时间，并不能提高首次插管成功率。在常规手术麻醉中应用，失败时有有效的补救措施。而在特殊或疑难气道处理时，突出优点是不受时间限制。失败的主要原因是进入食管或进入会厌谷，其次为选择导管过粗。

临床研究认为，光棒插管较喉镜插管对交感神经系统影响更小，循环更平稳。由气管内插管所引起的呼吸道并发症也低于喉镜插管。

盲探气管内插管：此项技术在 20 世纪 90 年代前，是解决困难气道插管的重要手段，也是颈椎损伤与颈椎疾病麻醉处理的重要手段之一，近年国内应用报道仍不少。但是经鼻盲探插管难度大，损伤大，并发症多，失败率高，对导管的质量要求也高，有时必须经过调整头颈部的位置来协助插管。

3. 并发症与预防　临床慢性颈椎病和高位颈椎损伤等特殊疑难患者除麻醉诱导与插管过程中可遇到困难，发生插管经路的损伤与致命性危险外，并发脊髓与神经损伤的问题也不能被忽视。同时脊髓与神经的损伤也可以发生在摆放体位或手术过程中。

预防脊髓与神经损伤并发症，要贯穿于麻醉实施、放置手术体位、术中体位变更及手术中保持合适头、颈体位全程。颈椎病患者行颈椎及非颈椎手术时最佳体位是使头、颈、肩保持中立位。

另外，对慢性颈椎病等气道处理困难患者，还要注意其他围手术期气道问题。如风湿病手术患者直接喉镜插管与纤维支气管镜插管拔管后气道梗阻的发生率分别为 8/58 和 1/70。其原因可能在于纤维支气管镜插管周围组织损伤机会少。术中还应加强 ECG 监测，警惕颈椎牵拉脊髓、颈动脉窦、迷走神经和气管引发心律失常、循环骤停。

(二)硬膜外麻醉

硬膜外麻醉是 20 世纪末脊柱手术常用的麻醉方法。目前，腰段脊柱手术中硬膜外麻醉仍常用于椎间盘摘除(椎间盘镜)、去椎板减压、椎体滑脱椎弓根钉内固定等常规手术中，其具有效果良好、费用低等特点。但对脊柱骨折、脱位患者应用硬膜外麻醉是否恰当仍有争议。因为脊柱骨折时椎管结构可能发生变化，出现局部麻醉药扩散不全，脊柱麻醉可能性增加。

其次,硬膜外穿刺体位也容易加重脊髓损伤。持赞同意见的认为有助于手术医师了解脊髓功能。但随着C型臂X光机及脊髓功能监测仪器的使用,全身麻醉已经比较容易被接受。

(三)神经阻滞麻醉

颈椎前经路手术,外科医生为了手术的安全而要求术中能保持患者清醒配合。因此,神经阻滞麻醉为这部分手术首选方法,但局部麻醉药用量大,而麻醉效果并不满意,改行全身麻醉的居多。

目前部分颈椎前经路手术患者头颈转动受限或需要制动,给神经阻滞麻醉定位与操作带来困难,影响麻醉效果与安全。采用C型臂介入引导神经阻滞操作,即:①侧位透视确定第四颈椎并作标志。②正位透视确定C_4横突,并采用C型臂介入引导深颈丛阻滞和颈椎体前缘局部阻滞。其他操作与用药均不变。优点:局部麻醉药用量少,麻醉满意率高,C型臂介入穿刺定位准,操作方便,安全性更高。可适用于脊髓型颈椎病椎管减压、颈椎间盘摘除植骨融合器(CIFC)植入术、颈椎骨折交锁钉钢板内固定术等。手术范围一般不宜超过两个颈椎体或椎间隙。

(四)局部麻醉加强化

对于一些切口较小手术如椎间盘镜可采用此方式。但阻滞不全现象常见,麻醉意外也可发生。

三、脊柱麻醉术中监测

脊柱手术时应综合患者、手术医生和麻醉医生的因素,考虑选择合适安全的麻醉方式。在手术麻醉中监测技术对患者的安全起着至关重要的作用。根据脊柱手术麻醉的特点,可以将其麻醉监测分为一般监测项目和特殊监测项目。一般监测项目包括氧合状态监测、通气功能监测、循环功能监测、尿量监测、失血量监测等,特殊监测项目主要为神经电生理监测。

(一)一般监测项目

1.氧合状态监测　在合适的部位放置指夹式探头或膜贴式传感器,不间断监测血氧饱和度,成人氧饱和度正常值≥95%,<90%为低氧血症。同时认真观察患者皮肤、指甲或黏膜颜色以及手术野血液颜色。

2.通气功能的监测　全身麻醉自主呼吸患者还需观察呼吸囊运动、听诊呼吸音,评估气道是否通畅,通气功能是否正常;机械通气时,设置气道压报警上下限,连续监测气道压、潮气量、呼吸频率,推荐监测呼吸末二氧化碳分压和吸入气体浓度;正压通气时,气道压不宜<$10cmH_2O$(防止通气不足或通气管路漏气),不能>$35cmH_2O$(防止压力性肺损伤)。

3.循环功能的监测　所有麻醉患者必须进行持续血压监测,测量间隔时间根据临床实际需要设定;从麻醉前到离开手术室或检查室连续监测所有麻醉患者心电图,观察心律以及是否存在心肌缺血表现。

4.尿量监测　尿量可以一定程度上反映肾脏及内脏器官灌注(与有效血容量和微循环有关)情况。长时间、复杂、失血量较多、高危和高龄患者手术须行尿量监测,所有全身麻醉和椎管内麻醉患者需测尿量。术中尿量应维持在1.0mL/(kg·h)以上,必要时测定尿比重。

5.失血量监测　通过脉搏、血压、脉压、中心静脉压、尿量、末梢循环、休克指数等来综合评估失血及补液对循环的影响,也可通过引流量+敷料重量测定、血红蛋白水平或血细胞比容水平变化评估失血量。

（二）特殊监测项目

在脊柱外科矫形术中，神经系统并发症是脊柱外科医生面临的最棘手的问题之一。大宗病例文献报道显示，脊柱侧凸畸形矫形术的神经系统并发症发生率为0.25%～3.2%，而后凸畸形及神经源性脊柱畸形矫形术的神经系统并发症发生率为0～17%。如何及时、准确地判断术中脊髓神经功能损害是决定患者预后的重要因素。神经电生理监测技术能够根据神经系统电生理信号的实时变化趋势，及时、客观、有效地监测神经系统结构与功能的完整性。术中神经电生理监测（intraoperative neurophysiological monitoring，IOM）技术已成为脊柱外科矫形术中监测神经功能状态最常用、最重要的方法。

目前，在脊柱外科矫形术中应用较为成熟的神经电生理监测技术包括：躯体诱发电位（somatosensory evoked potentials，SEPs）、运动诱发电位（motor evoked potentials，MEP）、肌电图（electromyography，EMG）。每种监测方法都有自己特定的适用范围和监测范围，在临床应用中需要了解每种监测方法的优势和劣势，根据手术的脊髓节段及可能涉及神经传导的范围和特点，取长补短，选择合适的监测方法进行组合，才能最大限度地保证监测的有效性和全面性。

1. 躯体诱发电位（somatosensory evoked potentials，SEPs）

（1）解剖学应用：SEPs主要监测大脑皮质、混合的外周神经以及脊髓后束。通过刺激外周混合神经后记录电位变化，通常是通过放置在皮肤表面的电极或针状电极给予神经刺激，强度达到肌肉产生最小收缩。SEPs记录由周围神经Ⅰa类感觉纤维神经后索、内侧丘索、丘脑到大脑皮层中央后回，反映后索的上行传导通路及脊髓侧后索的完整性。Induk等在研究中发现，运动神经损伤并不一定在SEPs监测上表现出来，但对后束局灶性和脊髓整体性损伤都很敏感。

（2）SEPs标准及影响因素：SEPs一般需要3～5min监测是否有变化。在手术开始时由于麻醉比较稳定，干扰因素较少，立即需要获得的基线。当SEPs有45%～50%波幅变化和7%～14%潜伏期变化时会出现术后神经症状。通常将波幅变化＞50%和潜伏期延长＞10%考虑为异常，其中神经损伤对波幅变化的影响更灵敏，Morris等的实验中也肯定了这一标准。

很多因素都可以引起SEPs变化，如卤化剂吸入麻醉、静脉镇静、低体温、低血压及技术错误等。Akash等指出平均动脉压（MAP）维持在60mmHg以上不影响脑供血的情况下，肌松药可以降噪声，从而得到更可靠的记录。Fung等发现，SEPs与麻醉药的浓度具有相关性，过量的瑞芬太尼可以抑制SEPs波幅等。Sloan等发现减少一定的麻醉药物，同时使用利多卡因作为补充可以获得更稳定的监测。

（3）SEPs的不足：SEPs不能直接监测运动功能的完整性，但可以提供一定的参考信息。例如在脊柱侧凸矫形手术中需要伸展所有的神经和血管，这样后束可以间接地代替运动传导通路，这在Deletis等的研究中也得到了说明。早在20世纪90年代初，Kai等就发现当损伤影响整个脊髓时，SEPs对机械损伤要比血管损伤引起运动变化的敏感性强，机械损伤和缺血损伤导致信号延迟的时间分别为2min和20min。有时会发现SEPs正常而术后下肢瘫痪往往是脊髓前侧动脉损伤引起的症状，其选择性地影响脊髓前外侧束而保留后束。

大量的报道中均指出SEPs表现出假阴性，引起运动障碍及神经根损失的相关性症状。Epstein对以往的报道进行统计时发现，在1055例颈椎手术中予以SEPs监测，SEPs的灵敏度仅为52%。Jason等在进行脊髓内肿瘤切除时发现，尽管出现SEPs的报警，但并不意味着术后感觉的异常。此外，SEPs监测有时难以发现单个神经的损伤，Gundanna等在186名患者的脊柱手术中植入888根椎弓根螺钉，其中有5人8根螺钉植入错误，由影像学发现而重新植入，但SEPs并未出现变化。缺血损伤的迟钝反应在动脉瘤的手术中也得到了验证。

总体而言，SEPs尽管存在缺点，如缺乏监测运动功能损失的能力，不能有效监测单个神经根的损伤，对缺血损伤的反应延迟，但在术中监测脊髓后束完整性时仍是必要的，由此也强调了替代或辅助监测方法的必要性。

2. 运动神经诱发电位(motor evoked potentials，MEP)

(1)解剖学应用：由脑的不同部位发出下行的纤维，分为锥体系和锥体外系；前者包括皮质脊髓束和皮质核束，后者包括红核脊髓束、前庭脊髓束及网状脊髓束等。Sloan等发现MEP通过刺激运动皮层或脊髓来监测皮质脊髓束运动，只能监测4%～5%的运动神经元群。MEP的刺激位置是大脑皮层，数据记录来自远端肌肉(CMAP)或脊髓自身(D-波)。常用记录位置为上肢的拇外展肌或拇内收肌及下肢的胫骨前肌；D-波是来自脊髓自身的记录，是皮质脊髓神经直接传导的最初相关波形。

(2)MEP标准及影响因素：CMAP反映了整体运动系统情况，但由于受麻醉的影响很大，不可靠。此外，患者在CMAP监测时因肌肉刺激出现大幅度活动需要暂停手术，监测早期神经变化的敏感性也会下降。评估CMAP与D-波记录有以下方式：波幅下降比例，全或无及阈值大小。Krammer等加以说明，D-波改变20%考虑为报警，而降低50%应考虑急性损伤。MEP的使用有一定的禁忌证，相关的禁忌证包括：癫痫、皮质损害、颅骨缺血、心脏起搏器及其他内置装置等。麻醉对MEP有重要的影响，起初丙泊酚、一氧化二氮和镇静剂被推荐联合使用，随后转变为使用丙泊酚和氯胺酮，David等发现右旋美托嘧啶用于全身静脉麻醉可以获得较为稳定的MEP。此外，Sloan等也报道了3%地氟醚辅助全身静脉麻醉也起到较好的效果，但仍需要远期观察。

(3)MEP的不足：在Schwartz等的研究中发现，1121例特发性脊柱侧凸矫形术中，SEPs只出现43%的变化时，MEP波幅下降65%仍然有术后运动功能的损伤。Costa等证明MEP对脊髓缺血更加敏感，SEPs报警平均落后MEP 5min。除了脊髓前动脉综合征外，术中其他类型神经损伤时信号会缓慢恶化，为逆转缺血损伤提供了时机。脊髓前动脉综合征会引起运动信号的快速恶化，通常无法逆转。Sloan等均发现MEP具有高敏感性，但有96%的运动功能不能监测，也不能对复杂而协调的运功功能损伤进行探查。Sala等报道不同的记录位置具有不同的意义，在100多的病例中，有50%保存D-波，而CMAP甚至完全丧失，但只造成瞬时截瘫，在几小时到几周内完全恢复。若D-波在手术中消失，截瘫通常是永久的。而CMAP下降50%是可以被接受的，其中术前神经功能状态是影响术后结果的主要因素。此外，MEP有一个辅助的方式，即反射。H-反射的消失或波幅明显下降与神经功能密切相关，并可提供传入和传出神经连接完整性的信息，比MEP受麻醉效应的影响更小。尽管MEP监测有一些不良反应和缺陷，但也有明显的优势，不过仍需要其他监测手段如SEPs或EMG来提供最佳的参考信息。

3. 肌电图(electromyography，EMG)

(1)自发肌电图(spontaneous EMG，sEMG)：肌电图于1991年，因其监测运动系统的特异性而被引进。一块肌肉sEMG的记录提供了支配这块肌肉外周神经的状态信息。Holland

等指出在脊柱手术中，可将 sEMG 肌肉选择与手术节段相结合，当一个神经根过度操作或冲击时，一个电活动会被记录。当更严重的神经操作或神经根牵拉时会有连续电活动被记录。

sEMG 最具特性的是其瞬时性，Spyridon 等研究表明，在脊膜瘤切除术中，sEMG 体现了良好的报警效果，而 MEP 和 SSEP 均未出现变化。然而，sEMG 不利因素是对神经肌肉阻滞的极端敏感性，在 Matthew 等对 2069 例脊柱手术的回顾性研究发现，sEMG 对术中监测神经变化的不明显，而造成了患者术后出现神经根病。

(2)触发肌电图(triggered EMG，tEMG)：tEMG 于 1992 年在动物模型中被引入，其临床应用发展迅速。在脊柱融合术，tEMG 有利于螺钉的正确置入。基本原理即如果螺钉靠近一个神经根，在比较低的电流下螺钉将刺激附近的神经根。研究证明，胸腰椎椎弓根螺钉置入时，应将 7mA 作为判断是否有神经根损伤的刺激阈值。当刺激阈值≤7mA 时常提示错位，而刺激阈值>7mA 时则位于安全位置。

tEMG 仍有许多潜在问题，可能会干扰对结果的评价。第一，脊神经根的阈值刺激通常约为 2mA。如果神经根术前已受伤，阈值将会上升。如果术前未发现神经根已受伤，可能会直接刺激神经根，甚至可能错误地提高阈值来刺激椎弓根螺钉以判断位置的正确性。第二，阈值可能因神经肌肉阻滞的作用而需要适当升高。此外，需要了解有些椎弓根螺钉表层有不导电涂层以及电流分流的情况，例如 De Blas 等发现靠近螺钉的盐水有非常高的电流分流水平。Montes 等研究发现脊神经根的阈值水平随脊柱位置改变，胸椎椎弓根的解剖结构与腰椎椎弓根也是不同的。

4. 多模式术中神经监测(multimodal intraoperativeNeuromonitoring，MIOM)　目前最常用的监测手段是 SEPs，但不能满足所有脊髓功能的监测。Sutter 和 Deletis 等的研究均显示，没有单一的模式充分监测所有脊髓通路。然而，多模式术中神经监测(MIOM)的引入为全面监测脊髓提供了一个可能。MIOM 可以同时对上行和下行的传导通路进行评估，在脊柱侧弯手术中 Weinzierl 等发现，由于脊柱异常弯曲、旋转使得脊髓接近侧凸脊柱的凹壁，将脊髓置于机械及血管损伤的风险之中，因此需要多种监测手段联合。除了脊柱侧弯手术，髓内肿瘤切除术(IMSCT)也可以从 MIOM 中获益。

SEPs 在单独监测肿瘤切除时假阳性率高，并会导致切除不完整。即使 SEPs 警告为真阳性，但在进行数据采集时，时间延迟可能会导致无法挽回的切除损伤。因此 SEPs 和 MEP 的联合使用在 IMSCT 的切除术中体现出其优越性。

SEPs 可以辅助选择切开的位置，而 MEP 协助划定肿瘤范围，以尽可能更安全完整地切除肿瘤。Matthew 等提倡将 SEPs、MEP 和 EMG 三者联合用在颈椎的手术中，并通过临床应用加以证实 MIOM 在脊柱手术中的应用也将逐渐形成一种趋势。虽然 MIOM 在不断发展并逐渐形成使用共识，外科医生仍需要了解每一种监测手段的局限性。

第二节　术前病情评估

麻醉医生在麻醉前需对手术患者的病情、生理功能做全面的了解，并根据病情及手术的需要制定合适的麻醉方案。由于脊柱外科的特殊性，麻醉医生术前面临一些特殊的问题，主要包括困难气道、出凝血功能的异常、止血带的应用、循环稳定的维持、大量输血、骨水泥骨黏合剂等的应用等，所以术前对患者的访视与检查是十分必要且关键的，它决定着麻醉前用药及围手术期麻醉管理方案，同时可对并存内科疾病进行必要的术前治疗、术中药物准备及术后管理。

一、术前访视与检查

对于一般患者，麻醉医生可在手术前一天进行术前访视，如患者病情复杂，外科医师有时提前请麻醉科及有关各科医师会诊，共同商讨术前准备及麻醉方案。全面的麻醉前评估主要包括以下几个方面。①获取既往的相关病史资料，并评估对本次手术的影响。②通过体格检查、查阅有关实验室资料，了解主要脏器的功能，评估患者对麻醉和手术的耐受力。③与患者进行沟通，了解其心理状况，以便缓解其心理上的焦虑、恐惧等不良情绪。④对于脊柱外科患者，需要评估麻醉操作对其本身脊柱稳定性是否有影响。完善各项检查有助于发现患者潜在的麻醉风险。

脊柱外科手术根据急缓程度不同大致可分为三类。①急诊手术，如脊柱外伤。②限期手术，如脊柱肿瘤、脊柱结核等。③择期手术，病情稳定如脊柱侧弯手术、椎间盘手术等，可以进行充分准备。麻醉前应该根据具体情况，对病历资料进行系统复习，尽可能做到全面详细的了解。脊柱手术患者的特殊病情可能会影响麻醉方式、插管方法选择、术中体位等，对手术的预判特别是手术中的特殊操作，术中出血的多少，术中可能会出现的意外情况，麻醉医生都必须了如指掌。对患者的体格检查非常重要。

（一）病史复习

1.个人史　患者的个人史可能提示患者的潜在麻醉风险。个人史主要包括有无饮酒、吸烟嗜好，有无吸毒成瘾史，日常工作生活情况等。

2.过去史　了解与麻醉有关的疾病，比如高血压、心脑血管意外、癫痫、哮喘、过敏性鼻炎、慢性支气管炎史和出血性疾病等；脊柱结核患者常伴有肺结核等，了解患者结核病情对围手术期管理非常必要。对于近期仍出现相应症状应引起重视。

3.麻醉手术史　患者既往是否有手术史，接受过何种手术，麻醉方式，用过何种麻醉药，麻醉过程中是否出现特殊情况，有无并发症和麻醉意外，家庭成员中是否有类似情况。特别值得注意的是脊柱侧弯患者是恶性高热的高发人群，了解患者的麻醉用药史及家族史十分必要。

4.特殊药物使用史　关注患者是否长期服用镇静安定类药物、降压及血管活性药、抗凝药物、皮质激素、单胺氧化酶抑制药、降糖药等，应了解其服用药物名称、药效持续时间、用药剂量和有无不良反应。如果患者有麻醉史，特别注意患者吸入性麻醉药物及肌松药应用史，注意恶性高热的排查。

麻醉医生在访视的同时应耐心细致做好解释工作，争取建立信心，对患者及家属介绍治疗方案及术后可能发生的各种不适的情况及减轻不适的方法，如饮食、排尿、咳痰、伤口疼痛等，对需进行清醒插管的患者应告知插管过程中配合的要点，对术后需要进入 ICU 病房的患者需要告知，让患者尽量做好心理准备。

（二）检查

1.体格检查　术前应常规检查生命体征，包括心率、血压、脉搏、体温和体重。观察患者全身状况，如颈椎病患者头颈活动度、脊柱侧弯患者是否影响呼吸情况及类风湿性关节炎患者全身关节受累情况等，肿瘤患者是否伴有营养不良、贫血等。术前测定脉搏氧饱和度不仅能确定是否有呼吸系统疾病，还有助于指导术后是否需要持续氧疗。除外，还应了解患者的体重近期有无明显改变。访视时除对头、颈、口腔部进行检查，估计有无气管插管困难外，尚需对心、肺、肝、肾等做检查，并需注意有无活动牙齿，必要时加固或拔除以防脱落误吸。

2. 实验室检查　一般包括血尿常规、出凝血时间、胸部摄片、心电图等，但对较大手术、老人或伴有其他内科疾病的患者应进行心肺功能、肝肾功能、血糖等检查，还应注意患者结核痰培养活动性检查，以及各类传染病指标检查。这样不仅对患者负责，更对医务工作者安全负责。

二、全身情况及重要脏器评估与准备

无论对于何种手术，麻醉医生术前对患者全身情况的总体评估及各个重要器官分项评估都是非常必要的。风险评估是通过收集患者相关的数据，估计潜在的麻醉风险。外科医师和麻醉科医师在术前要尽可能地纠正患者的病理性危险因素，尽量排除手术和麻醉过程中存在的潜在危险。同时与患者及家属做好沟通，告知他们风险的存在并取得患者及家属的理解和信任。

(一)全身状态评估

目前多参照美国麻醉医生协会(American society of anesthesiologists，ASA)分级标准，对麻醉前患者的全身状态进行大致评估。ASA Ⅰ级：患者心、肺、肝、肾、脑、内分泌等重要器官无器质性病变，即健康状态；ASA Ⅱ级：有轻中度系统性疾病，但处于功能代偿阶段；ASA Ⅲ级：有明显系统性疾病，功能处于早期失代偿阶段；ASA Ⅳ级：有严重系统性疾病，功能处于失代偿阶段；ASA Ⅴ级：无论手术与否，均难以挽救患者的生命。Ⅰ、Ⅱ级患者麻醉和手术耐受力良好。Ⅲ级患者麻醉有一定危险，麻醉前准备要充分，对麻醉期间可能发生的并发症要采取有效措施，积极预防。Ⅳ级患者麻醉危险性极大，Ⅴ级患者病情极危重，麻醉耐受力极差，随时有死亡的威胁，麻醉和手术异常危险，麻醉前准备更加重要，做到充分、细致和周到。

(二)心血管系统术前评估

脊柱外科患者年龄跨度很大，老年患者常常合并高血压、冠心病、心律失常等一系列心血管疾病。术前需要了解患者既往病史以及最近是否有发作，用药情况包括控制血压、抗凝药物等的应用情况，以及目前的心功能及运动耐量。先天畸形的患者(比如脊柱侧弯等)可能合并其他先天畸形(比如心脏畸形等)，需要排除。完善的术前检查方案能确保择期手术的安全。

临床上通常可根据患者在活动后表现来估计心脏功能，共分为Ⅰ～Ⅳ级，如已行心脏超声检查，则可根据患者射血分数(EF)估测心功能，如EF降低往往提示左室壁运动功能已受影响。下列数值可供参考：正常(EF>0.55)；左室壁运动功能轻度障碍(EF为0.40～0.55)，相当于心功能Ⅰ～Ⅱ级；左室壁运动功能中度障碍(EF为0.25～0.40)，相当于心功能Ⅲ级；左室壁运动功能重度障碍(EF<0.25)，相当于心功能Ⅳ级。对心功能Ⅲ～Ⅳ级的患者，麻醉的难度和手术风险均很大。对心脏病患者非心脏手术的危险性评估，目前普遍采用的是Goldman心脏风险指数计分法。1级：0～5分，死亡率为0.2%；2级：6～12分，死亡率为2%；3级：13～25分，死亡率为21%；4级：26分，死亡率>56%。1～2级的患者的手术危险与一般人无差异，3级有较大危险性，4级的手术风险很大，只宜施行紧急抢救的手术。

(三)呼吸系统术前评估

对脊柱外科患者的气道评估非常重要,这是由于其自身疾病如颈椎骨折脱位、严重的脊柱侧弯等可能带来一些难以意料的困难气道。术前需要了解患者的颈椎活动度、张口度,根据评估选择适合的插管方法,比如清醒插管、纤支镜引导的插管、可视喉镜插管、紧急情况下气管切开等。

脊柱外科患者脊柱解剖结构的异常可引起胸廓畸形而改变肺功能情况。麻醉医生在术前访视患者时,可以通过肺功能简易测试法来初步评估患者的肺功能情况。吹火柴试验:如果患者能在张口而不噘起嘴唇的口型下吹灭唇前 5～7cm 远的火柴火焰,说明肺通气功能基本正常,否则可能存在气道阻塞性肺疾;或者深吸气后快速吹气,能将远的火柴火焰吹熄者,提示肺储备功能良好。屏气试验:平静呼吸后屏气时间<15s,或深呼吸数分钟后再深吸气时,屏气时间<30s,提示心肺储备功能不足。登楼试验:连续登四层楼,患者心率及呼吸频率能在 10min 内完全恢复登楼前水平且无心律失常,提示可较好地耐受手术。以上方法操作简便,不需要特殊医疗设备,是麻醉医生必须掌握的访视技能之一。除了肺功能,脊柱外科患者常有高位截瘫长期卧床的,需要注意肺部感染情况。对于急性感染,择期手术应该在控制后 1～2 周内进行,并做好术后无法拔管需要呼吸机支持的准备,并告知家属。

三、脊柱外科患者的特殊问题

类风湿性关节炎患者由于全身多处关节都有累及而出现僵硬,给麻醉医生带来一系列问题,比如颈椎的融合导致困难气道,以及颈内静脉穿刺困难;颞下颌关节的僵直可能造成张口困难,插管过程容易损伤门齿;寰杓关节如果受累可能造成声带活动度下降、声门狭窄等问题;腕关节的强直可能造成桡动脉穿刺的不顺利;寰枢关节不稳定是相当危险的情况,不仅可能带来困难气道,甚至可能导致患者瘫痪及猝死。与此同时,类风湿性关节炎患者关节外表现也值得重视,比如急性限制性心包炎、肺弥漫性间质性纤维化合并肺炎、自身免疫性疾病等。

强直性脊柱炎患者特点是从腰骶部逐渐向头侧的进展性的中轴韧带骨化,最终导致整个脊柱的僵化。如果颈部已经僵化,那么患者的腰骶部肯定已经骨化融合,椎管内麻醉难度相当大,宜选用全身麻醉,插管宜选用清醒插管,以避免难以预料的困难插管情况。术中由于胸廓活动度差,合理的呼吸管理也非常重要。

脊柱侧弯患者分为特发性、非特发性和神经源性,通常合并困难气道和呼吸功能损害。肺功能检查非常必要,以限制性通气障碍为主,术前适当加强肺部锻炼有助于围手术期的管理。先天性脊柱侧弯患者需要注意其他器官是否合并畸形。幼儿期患者可能存在进行性肌肉病变,术前神经功能检查也很有必要。

四、特殊病情麻醉评估与准备

脊柱外科患者除了本身脊柱疾病外,可能合并其他内科疾病,麻醉医生应充分认识其病理生理的改变,对其严重程度做出正确评价并尽量予以纠正,必要时请相关科室医师协助诊治。对于 ASA 分级Ⅱ级以上的患者应慎重对待,除全面考虑麻醉中可能发生的意外情况外,要做好各种应急抢救准备。

（一）心血管疾病

高血压是常见疾病，对原发性高血压严重程度的评估不能盲目追求血压的绝对值达标，更应注意并存继发重要脏器损害程度，如脑、心、肾功能等损害程度。高血压患者术前准备的重点是应用降压药控制血压。这些药物对麻醉会产生不同影响，如久用利尿药可能导致低血钾及低血容量。利血平、可乐定可降低吸入麻醉药的 MAC 值，并有使心率降低及抑制应激反应，易发生直立性低血压。血管紧张素、转换酶抑制药常可使麻醉诱导时血压骤降。β阻滞药有抑制应激反应作用，导致心动过速及支气管痉挛。一般而言，降压药应用至手术日早晨。高血压累及脑、心脏、肾脏，主要机制是动脉粥样硬化，手术风险是与受累脏器的病变程度一致的。因此，对所有高血压患者，要检查这些器官，血压波动是术中和术后的另一危险因素。

术前有心律失常者需探讨其发病原因，偶发性房性或室性早搏在青年人多为功能性，不影响麻醉耐受力；中老年人频发的期前收缩应考虑有器质性心脏病可能，如室性早搏频率每分钟多于 6 次易转为心室颤动，必须用药控制。预激综合征可有室上性心动过速发作，在围手术期应尽可能避免交感过度兴奋，防止血管活性物质释放。另外应注意原因不明的持续性发作往往是心肌病的唯一症状，麻醉有极大危险，择期手术需要推迟，必要时进行心内科会诊以协助病情评估及控制。Ⅱ度以上房室传导阻滞或双束支传导阻滞可能发展成完全性传导阻滞，有猝死的危险，在术前应做好心脏起搏器准备，严重者需预置心脏起搏器，麻醉医生应掌握起搏器的使用。

缺血性心脏病患者，围手术期刺激可能诱发心肌梗死，其中以术前心绞痛频繁发作者发生率较高，在术前需作适当的内科治疗。对曾有心肌梗死病史的患者宜在心肌梗死发作后 6 个月再行择期手术。

对于脊柱畸形的患者，特别是婴幼儿常常伴随其他器官的畸形，术前全身麻醉检查非常必要。心脏检查可发现并存先天性心脏病，如房缺或室缺、动脉导管未闭等，原则上应先行治疗先天性心脏病，然后再行择期手术。

（二）呼吸系统疾病

麻醉及手术在正常人也能引起一系列生理改变：肺不张、分泌物清除能力下降、药物引起的呼吸抑制、脊柱手术体位的直接影响。这些因素导致肺容量下降、呼吸模式改变、气体交换减少、咳嗽无力、肺纤毛转运能力下降，还可能引起细胞防御机制减退。对于脊柱畸形特别是胸椎畸形患者，解剖的异常使得手术后更易出现各类呼吸系统并发症，如肺不张、肺炎、通气不足等。而且脊柱手术常常需要俯卧位等特殊体位，更易发生如上并发症。正常情况下，肺活量为潮气量的 3 倍，如肺活量接近潮气量说明肺代偿功能低下。如肺活量、最大通气量＜预计值 60％，术后可能发生肺功能不全。呼气时间超过 2s，提示气道阻力增加；血红蛋白 16g/L 以上、血球压积＞50％，表明患者存在慢性缺氧；若血气分析结果出现 PaO_2＜50mmHg 或 $PaCO_2$＞50mmHg，则提示其已有呼吸功能衰竭，需经内科治疗后再行择期手术。

脊柱外科患者合并慢性支气管炎的较多，在 1 年中有持续 3 个月时间慢性咳嗽、咳痰，并已连续 2 年以上者即为慢性支气管炎。其中有一种为慢性阻塞性肺疾病，手术后极易并发弥散性肺泡通气不足和肺泡不张，同时并发肺部感染。麻醉医生可从体检得到大量资料，评价患者呼吸是否平稳，有无使用辅助呼吸肌、喘鸣、呼吸音降低以及桶状胸。最好的肺部评估是做肺功能测定，通常合并检查动脉血气分析。这些检查在过去史或体检提示有肺部疾病存在时就要做。对于各种情况，医师可选用各种不同药物。例如，有脓痰的患者，提示有活动性感染，应将痰标本送细菌学检验，并可开始使用广谱的抗生素。在慢性肺病患者中，抗生素不是最有价值的，排出分泌物才是最主要的。支气管扩张剂在那些肺功能测定中证实能消除肺部阻塞性因素的患者中是有效的。可以通过几种途径给药：口服茶碱、间歇正压吸入异丙肾上腺素或静脉使用氨茶碱。如果预计患者术后要用间歇正压吸入的方法，那么术前就应开始，以便患者掌握这一方法。使用祛痰剂可使分泌物变稀薄。患者若被证实有明显肺部疾病，应早期请肺科专家会诊。术前应做细菌痰培养，应用相应抗生素控制感染。

哮喘是另一类常见合并肺部疾病，提示小气道明显阻塞，肺通气功能严重减退。哮喘患者围手术期的呼吸系统并发症可比正常者高 4 倍。在选择性手术中，手术选择可避免变态反应最强烈的时期。可在术前开始静脉使用氨茶碱并延续至术中。通常，对慢性肺病的用药方案同样适用于哮喘。应该问明患者近期有无激素使用史。在重症患者，为手术安全可用激素冲击疗法。

对于长期吸烟的患者，即使是年轻人只要每天吸烟 10～20 支，其肺功能即开始出现变化；凡每天吸烟 20 支以上，并有 10 年吸烟史者即可认为已经并存慢性支气管炎，麻醉后易并发呼吸系统严重并发症。呼吸道处于高反应状态，细胞介导和体液介导的免疫功能都受损。这些改变使吸烟者在麻醉中更易发生呼吸事件，如合并肥胖则这些危险进一步增加。用挥发性麻醉药（特别是异氟醚）诱导呼吸道刺激性增加，容易发生喉痉挛。用刺激性较小的七氟醚或静脉麻醉药异丙酚可避免类似事件发生。患者至少要在术前戒烟 8 周，可使呼吸系统并发症发生率降低到与非吸烟者相似水平。不愿停止吸烟的患者在术前戒烟 12h 也有益处。重度吸烟患者碳氧血红蛋白（COHb）的水平可达 5%～15%，引起氧离曲线左移，从此降低血液携氧能力。此外 COHb 与氧合血红蛋白吸收光谱相似，致使脉搏氧饱和度假性升高。

睡眠呼吸暂停综合征患者在睡眠中反复发作呼吸暂停和低氧血症。患者主要为超重中年男性，主诉为伴有呼吸暂停的打鼾、睡眠障碍，可能发展为高血压和肺动脉高压、充血性心力衰竭和伴二氧化碳潴留的呼吸衰竭。在儿童阻塞性睡眠呼吸暂停常与腺样体和扁桃体肥大有关，所有行腺样体和扁桃体切除的患儿都要考虑阻塞性睡眠呼吸暂停。睡眠呼吸暂停综合征的患者围手术期都有呼吸衰竭的危险，因为他们对所有镇静药物都极为敏感，尤其是对阿片类药物更为敏感。脊柱特别是颈椎手术患者常需要慢诱导清醒插管，但这类患者对镇静镇痛药物特别敏感，而且一旦出现呼吸抑制，通气将会变得很困难和被动，所以非常值得重视，可以复合区域麻醉比如环甲膜穿刺，以减少镇痛药物使用。

（三）肝脏疾病

轻度肝功能损害对麻醉的耐受力无明显影响，但重度肝功能损害，或有腹水、黄疸时应进行保肝治疗后再行择期手术。如有出血倾向，凝血酶原时间延长，凝血酶时间延长，纤维蛋白原和血小板明显减少，经治疗后无好转，麻醉手术危险性极大，一般不能进行择期手术。

（四）糖尿病

糖尿病是一种常见疾病，麻醉与手术可促进代谢异常，并发症增多，所以对糖尿病的控制，麻醉前化验指标空腹血糖控制在 3.92～6.72mmol/L（70～120mg/dL），最高不超过

7.84mmol/L(140mg/dL),饭后2h血糖7.28～10.08mmol/L(130～180mg/dL),最高不超过11mmol/L(200mg/dL)。饭前尿糖阴性,饭后弱阳性。以上指标如超过,在围手术期需用胰岛素控制,并多次测定血糖变化,调控胰岛素用量,防止血糖过低或过高。

(五)肾脏病

包括肾小球和肾小管性两类病变。急性肾病患者原则上禁止任何手术。对合并有慢性肾功能衰竭的患者,应进行人工肾透析,在情况好转后,再行手术,此类手术麻醉与手术的危险性较大。严重高血压多伴有慢性肾功能损害,尤以老年人较为常见,60岁以上老人肾单位已显著减少,85岁时肾单位已减少30%～40%,同时肾功能减退,尿浓缩功能降低,尿最高比重由年轻时的1.032降至1.024,所以老年人脱水时很少出现尿浓缩情况。

(六)血液系统异常

择期手术患者如果血红蛋白在100g/L以下,宜先行纠正贫血后再行手术,常见于脊柱肿瘤患者。如患者血小板<$8.0\times10^4/mm^3$,应纠正后再行择期手术。术前应询问患者有无自发性出血倾向,若有出血时间延长、血块收缩不良,应纠正后再行手术。对原因不明的自发性出血,需询问家族史,怀疑有血友病时须做进一步实验室检查。已确诊为血友病的患者,一般禁忌手术,如手术紧急必须进行,应请血液内科会诊给予术前治疗,包括输注抗血友病球蛋白(AHG)和新鲜血液等。由于血小板减少症可以突然发生于无该系统病史者,因此无论有否血液病史,术前均需测定血小板。血小板计数在60000～100000/mL时,患者有发生出血并发症的危险;当血小板计数降至20000～30000/mL水平时,极易引起自发性出血。若必须输血小板,则应于术前24h输入。凝血功能异常可能会造成麻醉诱导插管过程中出血而致插管失败以及血液反流误吸,需提高警惕。

(七)营养不良

各种原因导致的营养不良均可影响到患者对麻醉与手术的耐受力,如脊柱肿瘤恶病质、颈椎外伤进食困难等。此类患者如体重减轻为原体重的10%,血清蛋白<35g/L,末梢血淋巴细胞<$1.5\times10^9/L$,术前7～10天应纠正水、电解质平衡失调及低蛋白血症。一般可通过鼻饲注入营养液,也可经深静脉滴注高价营养液,如能量合剂、水解蛋白,并加入电解质、维生素等。

(八)内分泌疾病

患者如果伴有内分泌疾病可在术中、术后造成严重影响,所以术前内分泌疾病的评估是相当重要的。外科医师应对此类患者术后常规和紧急处理有个计划。未控制的甲状腺疾病是很难遇到的,严重的甲状腺功能减退患者有低血压危险。对麻醉药和止痛药的过度反应可致心搏骤停,苏醒时间延长。甲状腺功能亢进患者则有甲状腺危象可能。对这些患者,必须先请内分泌医师会诊并且评估控制病情后才能手术。由于术后应激可造成糖皮质激素、醛固酮、肾上腺素、去甲肾上腺素和抗利尿激素的过高水平,故对一些内分泌失调的患者需要特别注意。

(九)肌无力

肌无力是术后常见的并发症。往往在术前这种疾病患者的神经肌肉接头就明显不正常。有时,某些口腔恶性肿瘤患者可伴有肌无力症状。这些患者应该尽可能少地使用抗胆碱酯酶,以使其病情稳定,肌松药最好避免使用。

第三节　脊柱和脊髓外伤手术的麻醉

一、急性外伤的临床特点

脊柱、脊髓外伤的伤情严重复杂，在工矿、交通事故，战时及自然灾害情况下均可发生。不仅可危及生命，且常合并严重的并发症，处理上难度大、预后差。每年均有成千上万例急性脊柱、脊髓损伤患者，其致残率和病死率极高。

脊柱、脊髓外伤的临床特点视脊柱损伤的部位、程度、范围、时间及个体特异性不同，临床症状与体征差别较大。

（一）病因

1. 直接暴力损伤　相对较少见。由外力直接损害脊柱所致，以交通事故、自然灾害（地震、龙卷风）及枪弹伤为多见，多伴有软组织损伤。随着现代交通工具的发达，交通事故已成为急性脊柱、脊髓损伤的首要原因。

2. 间接暴力　损伤多见，主要因作用于头颈部及足臀部的暴力纵向传导至脊柱的某一节段，而引起骨折或脱位。属于这一类的有高空坠落伤、运动伤（尤其是潜水运动）、重物坠击伤。肌肉拉伤：以腰椎及颈椎多见。常发生于腰部或颈部突然侧弯或前屈时，以致引起横突或棘突撕裂性骨折。

3. 病理性骨折　老年人多见。当脊柱椎体原有转移性肿瘤或骨质疏松时，对正常人不致引起骨折的轻微外力却可引起此类患者骨折。

（二）一般特点

1. 疼痛　具有骨折患者所特有的剧烈疼痛，除昏迷或重度休克病例者外，几乎每个病例均出现，尤以搬动躯干时为甚，常感无法忍受。因此，患者多采取被动体位而不愿做任何活动。在检查与搬动时应设法减轻这一症状。

2. 压痛、叩痛及传导痛　骨折局部均有明显的压痛及叩痛（后者一般不做检查，以免增加患者痛苦），并与骨折的部位相一致。单纯的椎体骨折者，压痛较深在，主要通过棘突传导。椎板及棘突骨折的压痛较浅表。除单纯棘突、横突骨折外，一般均有间接叩痛，疼痛部位与损伤部位相一致。

3. 活动受限　无论何型骨折，脊柱均出现明显的活动受限。在检查时，切记让患者坐起或使身体扭曲，以防使椎管变形而引起或加重脊髓及脊神经根受损；也不应让患者做各个方向的活动（包括主动与被动），以免加剧骨折移位及引起副损伤，甚至造成瘫痪。

4. 神经症状　这里指的是脊髓、马尾或神经根受累的症状。

（1）高位颈髓伤：高位颈髓伤是指 C_1～C_2 或枕颈段骨折脱位所引起的颈髓损伤，如该处的生命中枢直接受到压迫并超过其代偿限度时，患者多立即死亡。所幸该处椎管矢状径较大，仍有一定数量的存活者，但也可引起四肢瘫痪及因并发症而发生意外。

（2）下位颈髓伤：下位颈髓伤是指 C_3 以下部位的颈髓伤。严重者，不仅四肢瘫痪，且胸部呼吸肌多受累，仅保留腹式呼吸。完全性瘫痪者，损伤平面以下呈痉挛性瘫痪。

（3）胸段或腰段脊髓伤：胸段或腰段脊髓伤以完全性损伤多见，尤其是在胸段，损伤平面以下感觉、运动及膀胱和直肠的功能均出现障碍。

(4)马尾伤:视受损的范围不同,马尾伤的症状差异较大,除下肢运动及感觉有程度不同的障碍外,直肠、膀胱功能也可受波及。

(5)根性损害:根性损害多与脊髓症状同时出现,常因神经根受压而引起剧烈疼痛,尤以完全性脊髓伤者多见,且常常成为该类患者要求手术的主要原因之一。

(6)脊髓损伤:平面的临床判定:脊髓损伤平面一般与骨折平面相一致,但其顺序数却因成人脊髓末端止于第1腰椎下端的解剖特点而与脊髓损伤平面顺序数不同。脊髓损伤时其椎节平面应该是:颈椎+1,上胸椎+2,下胸椎+3,圆锥位于 T_{12} 与 L_1 之间处。此外,临床上尚可根据受累肌肉部位来推断脊髓神经根的受损平面。

5.其他症状　根据骨折脱位的部位、损伤程度、脊髓受累情况及其他多种因素,脊髓损伤患者尚可出现某些其他症状与体征。

(1)肌肉痉挛:指受损椎节椎旁肌肉的防御性挛缩。实质上,它对骨折的椎节起固定与制动的作用。

(2)腹肌痉挛或假性急腹症:常见于胸、腰段骨折。主要原因是椎体骨折所致的腹膜后血肿刺激局部神经丛,造成反射性腹肌紧张或痉挛。个别病例甚至可出现酷似急腹症样的症状与体征,以致因被误诊而行手术探查,最后在术中才发现是膜后血肿所致。

(3)发热反应:多见于高位脊髓伤者。主要因全身的散热反应失调所致,也与中枢反射、代谢产物的刺激及炎性反应等有关。

(4)急性尿潴留:除脊髓伤外,单纯胸、腰段骨折患者也可发生急性尿潴留。后者主要是由腹膜后出血所致的反射性反应。

(5)全身反应:除全身创伤性反应外,其他如休克、创伤性炎症反应及其他各种并发症等均有可能发生,应全面观察。

二、麻醉前评估与准备

急性脊柱及脊髓损伤患者多半病情严重、情况复杂且合并有其他脏器损伤。为保证患者的麻醉安全和顺利完成手术,术后恢复迅速,减少术中、术后的并发症,必须重视术前准备工作。术前应访视患者,对患者的病史、实验室检查和各项辅助检查的结果、病情特点及全身情况了然于胸。

手术麻醉前,必须认真检查和充分估计脊柱、脊髓损伤患者,对脊柱、脊髓损伤的稳定性,神经损伤的程度,脊髓损伤的平面,以及损伤的时间进行评估。全面了解病情是手术麻醉成功的关键。脊柱损伤可以是严重创伤的一部分,脊髓损伤患者围手术期尤其具特殊性,如体位变化、饱胃、呼吸肌麻痹、低血容量、心动过缓、心功能不全、水及电解质紊乱等因素都使麻醉处理变得更为复杂。对各种不利于麻醉安全性的因素,术前应尽可能予以纠正,体检时应特别注意呼吸、循环和神经功能等重要器官的损伤,如检查头部有无颅脑损伤;颞颌关节活动情况如何,若已存在下颌骨骨折、张口困难时,在全身麻醉前就必须考虑是否应做气管切开术;颈部有无气管断裂;有无颈椎脱位或骨折。颈椎脱位的患者不宜活动头部,特别是屈曲活动可能危及生命。麻醉诱导前应做适当的固定或持续颅骨牵引。根据患者的反应判断其清醒程度,如果昏迷应查明病因以决定手术的先后次序,再施行麻醉。

有失血性休克时可能合并实质性脏器破裂、腹膜后出血、骨盆骨折等。胸部检查应特别注意有无张力性气胸和血胸,证实存在则麻醉前必须先做闭式引流。疑有支气管或胸部穿通伤者，应先用双腔支气管内插管。检查有无上、下肢活动障碍，测定截瘫平面对掌握神经损伤情况和麻醉选择有益。

麻醉前用药：术前用药必须谨慎选择，既要解除患者的焦虑又不能影响患者的呼吸功能，除合并颅脑外伤或有明显呼吸抑制外，一般均须用镇痛药和镇静药以解除患者痛苦，且可防止休克的发生和发展。为使药物能及早发挥作用，要求静脉给药，术前应慎用巴比妥类、阿片类麻醉性镇痛药、强效安定类镇静药，以免影响神经功能评估和抑制呼吸。但用药原则与麻醉诱导相同，即稀释后小剂量缓慢注射且反复直至止痛效果满意。

由于急性脊柱、脊髓损伤患者多为饱胃，麻醉诱导和术中易发生反流、误吸，术前应留置胃管，可以考虑给予阿托品减少呼吸道内分泌物，防止麻醉和手术中出现危害性不良反射，对高位颈椎外伤手术及经胸、腹腔内的脊柱创伤手术用量应足够。应特别强调脊柱、脊髓创伤患者术前应用胃酸分泌抑制剂如法莫替丁以降低胃内容物的 pH 值，防止胃酸增加，损害胃黏膜造成出血。

三、麻醉实施与术中管理

(一)麻醉的实施

麻醉应选择对脊髓血流灌注影响小的方法，尽量减小对呼吸、循环血流动力学的影响。局部麻醉仅用于有严重心血管功能障碍或脊柱稳定性严重受损、脊髓功能严重受损的患者。单纯的椎板切除术可以在局部麻醉或神经阻滞麻醉下完成。

1. 椎管内阻滞　适用于下胸段和腰段脊柱创伤手术治疗。

(1)腰麻：部分手术医师和麻醉医生较喜欢用低密度丁哌卡因腰麻，操作方便，效果确实，但必须注意：①有可能因阻滞平面续升影响呼吸功能，因而应严格选择患者并限制使用药物剂量与容积；②手术时间必须与腰麻时间相合以保证手术时患者无疼痛，若手术超时者辅以镇痛药须十分谨慎。

(2)硬膜外阻滞：适用于胸段以下脊柱创伤手术，它起效缓慢，机体有足够时间代偿，同时由于硬膜外留置导管，保证了手术时间内和术后镇痛。但必须注意：①麻醉效果必须确定，因为在俯卧位下再改麻醉方法和应用大剂量辅助药物危险较大；②麻醉平面完全固定后再摆体位，因为脊柱外伤可能有硬脊膜损伤，较大容量的局部麻醉药有可能渗入蛛网膜下隙造成全脊麻，或硬膜外阻滞易于扩散至广泛阻滞。所以在硬膜外阻滞下行脊柱创伤手术时要严格遵守小剂量分次给药的原则，平面阻滞既符合手术要求，又不导致患者有严重的生理功能紊乱；③脊柱创伤手术对硬膜外阻滞的要求是镇痛为主，肌松要求不高，所以宜用低浓度局部麻醉药，尽可能保持运动功能。少用或不用辅助镇痛和镇静，使术者与患者易于交流。

2. 全身麻醉　适用于所有脊柱创伤手术治疗，尤其适用于颈椎创伤合并呼吸功能不全、胸椎创伤合并气胸、腰椎创伤合并骨盆骨折以及不愿意忍受椎管内阻滞操作者。单肺通气技术：胸段脊柱创伤手术治疗时经前路或后路融合相结合时须采用单肺通气技术，萎陷手术侧肺有利于手术野暴露。目前临床上有两种单肺通气的方法。一是双腔气管导管技术，常选用左侧双腔气管导管，对位容易并以纤支镜辅助定位，能够保证术中血氧饱和度正常，此外右侧进胸对生理功能影响相对左侧为小。二是使用支气管阻塞法，应用 Univent 导管，将手术侧主支气管阻塞，多数以套囊充气防止新鲜气流进一步进入而使肺萎陷。

（二）麻醉用药的选择

目前对急性脊柱、脊髓损伤患者的麻醉诱导和维持过程没有特别优越的麻醉药物，许多全身麻醉诱导药物均可用于脊柱创伤患者。常用的诱导药物包括硫喷妥钠、芬太尼、舒芬太尼、依托咪酯、咪达唑仑、丙泊酚。但此类患者对硫喷妥钠较敏感，故宜用小剂量。麻醉维持可以采用静脉药物维持，也可使用吸入麻醉药（氟烷、异氟烷、七氟烷），吸入麻醉维持可能对术后呼吸功能的抑制作用小，对低血压效应的逆转作用较静脉麻醉药为快且容易。目前多采用静吸复合全身麻醉，没有神经损伤和禁忌证时，可用琥珀胆碱辅助气管内插管，但是琥珀胆碱易引起严重高血钾、心搏骤停，一般不宜使用，一般宜使用短效非去极化肌松剂，如阿曲库铵和维库溴铵。

（三）术中管理

术中除了要进行基本监测如血压、心率、心电图、脉搏氧饱和度、呼气末二氧化碳、体温、尿量等外，还需要进一步进行有创血压监测。麻醉诱导前行动脉穿刺置管、肺动脉置管及放置尿管，以指导输液。急性脊髓损伤四肢瘫痪的患者由于心肌抑制、交感神经反射抑制以及显著的血管床扩张，很容易因为输液过量而导致急性肺水肿，应监测其中心静脉压（CVP）。当 CVP 还没有明显改变时，左心室充盈压及肺动脉压（PAP）已经产生很大的波动，故连续监测 PAP 和间断监测肺毛细血管楔压（PCWP）意义较 CVP 更大。

四、神经根保护与检测

（一）肌电图用于神经根保护

肌电图（EMG）是应用电刺激或机械刺激神经根，并在其支配的肌肉记录电位的变化。运用单纤维 EMG 方法可判定由于神经根受压造成肌肉失神经性异常。

置入椎弓根的手术大致可分为两个阶段：运动期和静止期。运动期是指应用椎弓根钉器械定位、钻洞和放置椎弓根钉时，静止期是指打出洞后放置椎弓根钉前及装钉之后的时间。由于这两个时期对神经根的危险性不同，有必要应用不同类型 EMG，即机械刺激的 EMG 和电刺激的 EMG。

在椎弓根手术的运动期，所做的椎弓根钻孔、探子探查、放置椎弓根钉等操作均可使神经根处于危险之中，此期内机械刺激的 EMG 较为敏感。而在手术的静止期，则可通过电刺激椎弓根孔或螺钉引出 EMG，可将阴性电极置于钉孔基底，钉孔的一半或在安装螺钉之后放置于螺孔之上。

（二）皮节体感诱发电位用于神经根监测

皮节体感诱发电位（DSEP）主要通过刺激皮肤特定神经节段区的感觉神经，并在体感皮质记录。如果术中 DSEP 改变明显，那么神经根已经得到了合适的减压，术后疼痛可得到很大程度的减轻。DSEP 对机械刺激和神经根移位很敏感，如果刺激严重或移位明显，可导致 DSEP 完全消失。但有研究提示，这种变化可快速恢复，在 1～2h 后可恢复至基础水平，术后无任何神经功能缺失，这说明 DSEP 用于术中神经根监护方面有较高的假阳性率。还有研究发现已发生了严重的神经根损害而无 DSEP 的明显变化。

DSEP 可在术前给手术医师提供受累神经根节段的信息，对急性脊神经压迫病例可在术中作为神经根减压是否合适的指标。而作为椎弓根固定监护神经根的方法，则有较高的假阳性率和假阴性率，在这方面 EMG 监测比 DSEP 更加可靠。

第四节　脊柱退行性变手术的麻醉

一、病理生理与临床特点

脊柱退行性变，就是指随着年龄的增长，人体的脊柱所发生的一种异常改变。通俗说法就是“脊柱老化”。脊柱退行性变产生的最主要原因跟年龄有关，因此在老年人中发病率最高。另外遗传、内分泌、免疫等因素也影响退变进程。脊柱退行性疾病包括颈椎间盘突出症、颈椎管狭窄症，胸椎间盘突出、胸椎管狭窄、腰椎间盘突出症、腰椎管狭窄症、腰椎滑脱症等。

（一）椎间盘突出

1. 病理生理　出生时髓核大而软，位于椎间盘中央，成人髓核为白色、有光泽、略透明的半胶状物，其中含有软骨细胞和纤维细胞的网状纤维，故富于弹性。青年时含水量为 70%～90%，髓核能缓冲人体跑、跳和受外力时的压力冲击，使压力平衡。椎间盘中无血管，由纤维环、髓核及软骨板组成，纤维环由环行、斜行或纵行 3 层坚强纤维组织包裹着髓核，纤维环起止于上、下两个相邻的软骨板，软骨板有保护椎体防止髓核脱出的作用，软骨板的通透性良好，可进行液体交换，供应髓核营养。一般在 20～30 岁后，人的椎间盘开始发生退行性变，以纤维环后外侧最明显，可发生小裂隙成为椎间盘脱出的基础。由于椎间盘前方有坚韧的前纵韧带，而后面的后纵韧带较薄弱，其两侧更薄弱，是髓核容易脱出的部位。

在纤维环和（或）髓核刚刚开始变性时，可使椎体间关节的平衡失调，致原来稳定的椎体间关节、钩椎关节及小关节开始松动、轻度变位及咬合失稳。此时，主要通过纤维环外层边缘及后纵韧带上的神经末梢（窦-椎神经）引起症状，此时，避免各种诱因还可痊愈。在前者基础上，已开始变性的髓核，沿着破裂的纤维环向侧后方或侧方突出，以致后纵韧带受刺激，经窦-椎神经产生症状。如突出的髓核压迫或刺激神经根，则出现根性痛症状。根据突出的方向不同，可产生不同的临床表现。若病变进一步发展，髓核可完全脱出进入椎管内，产生更严重的症状。若在某种诱因影响下发生急性髓核突出，则可出现急性的根性痛症状或相应的其他临床表现。

2. 临床特点　椎间盘突出可发生于颈椎、胸椎和腰椎，而以颈椎和腰椎为多见，腰椎以 L_5/S_1 和 $L_{4/5}$ 节段最为多见。根据椎间盘突出的方向可将其分为神经根型和脊髓型（中央型）。前者以根性痛为主，后者以感觉障碍为主。临床症状轻者可先行非手术治疗，重症者或非手术治疗效果不佳者可行手术治疗。手术方式有颈椎前路椎间盘切除减压术和胸椎或腰椎后路椎间盘切除或半椎板切除。根据术式的不同，麻醉方法可选择颈丛神经阻滞、硬膜外麻醉和全身麻醉。

（二）椎管狭窄

椎管狭窄是指因原发或继发因素，造成椎管的骨性或纤维性管腔狭窄，致脊髓、神经根或马尾神经受压迫或供血不足而出现一系列临床症状，如：颈椎管狭窄可出现肩臂疼痛、麻木，甚至出现脊髓压迫所致的运动、感觉障碍；腰椎管狭窄可出现以间歇性跛行为主要特征的腰腿痛。

1. 病理生理　颈椎椎管管径相对狭小，当病变组织侵占椎管时就会对椎管内的脊髓、椎动脉及神经根产生压迫和刺激。侵占椎管的病变组织可能是由于颈椎骨质退变、增生，椎间盘突出，黄韧带肥厚、骨化，后纵韧带骨化等。颈椎骨质退变、增生使椎体后缘形成的骨赘以及后纵韧带的骨化、颈椎间盘突出等均横置于脊髓前方，压迫脊髓。当颈椎伸屈活动时，脊髓在前方骨赘或椎间盘上的摩擦，造成脊髓严重损伤，脊髓前方长期受到压迫，使脊髓前动、静脉发生栓塞，严重影响脊髓血供。脊髓的病变根据不同的脊髓束或神经纤维受累出现相应的临床表现，如运动障碍、感觉障碍、共济失调、自主神经及括约肌功能障碍等。

先天性腰椎椎管狭窄可由椎管发育狭窄、椎板增厚、关节突间距靠近、侧隐窝狭小和骶裂等所致；后天性腰椎椎管狭窄主要因腰椎间盘膨出、黄韧带褶皱、椎板重叠、后关节增生、后关节半脱位和骨赘等所致。椎管发育性容积减小以及椎管结构的退行性变更加缩小了椎管的容量，导致椎管内压力增加、马尾神经缺血、神经根受压，腰椎活动时神经根被摩擦增生充血，同时椎管内硬膜外静脉丛回流障碍和椎管内无菌性炎症，引起马尾神经症状和神经根症状。

胸椎椎管狭窄症的病理基础包括黄韧带骨化、后纵韧带骨化、骨质增生、椎间盘退变而突出、关节突增生硬化等。在同一节段可同时存在不同的病理损害。黄韧带骨化在胸椎可跳跃发生。椎管狭窄有进行性脊髓受压表现者，或症状严重经保守治疗无效者，都应行手术治疗。

2.临床特点　椎管狭窄可发生于颈段、胸段和腰段，但临床常见的椎管狭窄为颈椎管狭窄、胸椎管狭窄和腰椎管狭窄。

（1）颈椎管狭窄：颈椎椎管呈椭圆形，矢径短而横径长，有很多因素可使矢径或横径缩短，引起椎管狭窄，压迫脊髓。正常人颈椎椎体与椎管的矢状径比值为1∶1，若椎体与椎管的矢状径比值<1∶0.75者称为椎管狭窄。另一种方法是采用绝对值判断，即在X线球管距离颈椎180cm时摄颈椎侧位片，测量椎管矢状径，一般多在14mm以上，<10mm者为绝对狭窄，10～12mm者为相对狭窄，12～14mm者为临界椎管。颈椎椎管狭窄可分为发育性和获得性两种。单纯的发育性狭窄很少出现脊髓受压征象，一般在40岁以后发病，颈椎间盘发生严重的退变才使椎管进一步狭窄，出现脊髓受压症状。获得性颈椎椎管狭窄的原因有椎体滑移、椎体后缘骨质增生、椎弓根肥大变短、椎间盘突出或脱出、后纵韧带骨化、黄韧带肥厚和骨化、钩椎与关节突关节骨赘等。在发育性狭窄的基础上，加上获得性狭窄的因素易诱发脊髓症状。

按皮质脊髓束在髓内由外到内的排列顺序为骶、腰、胸、颈，脊髓受压出现的症状也依次为先下肢后上肢。临床表现的特点如下。①运动障碍，先由下肢乏力、麻木、肌肉跳动及紧张、迈步困难，逐渐向上发展而累及上肢。下肢症状重于上肢，伴有大、小便功能障碍（尿频、尿急、排便困难、大小便失禁等），最后可发展成各种类型的瘫痪。②感觉障碍，一般先是下肢麻木，逐渐向上发展但感觉障碍平面不整齐，且常低于病变平面，可出现分离性感觉障碍，即痛觉、温觉明显障碍而触觉正常或轻度障碍。

（2）胸椎管狭窄：胸椎椎管狭窄征的典型表现为下肢的上运动神经元损害的症状和体征，并有相应的影像学表现证实。当与脊髓型颈椎病及颈椎后纵韧带骨化症并存时，颈脊髓损害的症状和体征常掩盖胸脊髓的损害，以致漏诊或误诊。胸椎椎管狭窄症因T_{11}、T_{12}水平的压迫造成脊髓腰膨大或圆锥的损害时，表现类似腰椎椎管狭窄症或中央性腰椎间盘突出症。有下肢的根性感觉及运动障碍、括约肌功能障碍以及膝、跟腱反射减弱或消失，类似于下运动神经元的损害。

（3）腰椎管狭窄：腰椎椎管狭窄多起病缓慢，有明显的腰腿痛症状和间歇跛行。临床表现主要有以下特点：下腰痛常有单侧或双侧臀部、大腿外侧胀痛，感觉异常或下肢无力，行走或站立时症状加重，下蹲或平卧时症状消失，脊椎后伸时症状加重，前屈时症状减轻。患者可出现神经源性间歇性跛行，在步行几百米后下肢即出现症状，严重时仅能行走数十步，当蹲下休息或向前弯腰或卧床屈膝休息数分钟，症状即逐渐缓解。出现神经源性间歇性跛行的原因是：下肢活动时椎管内静脉回流量增加，但椎静脉因椎管狭窄回流受阻，椎静脉充血扩张加重对马尾神经或神经根的压迫。

（三）腰椎滑脱

腰椎滑脱是指因椎体间连接异常发生的上位椎体于下位椎体表面部分或全部的滑移。简单地说，腰椎滑脱是指一个椎体在另一椎体上向前或向后移位。腰椎滑脱一般为前滑脱，后滑脱好发于 L_5 和 L_4 椎体，约占 95%，其中 L_5 椎体发生率为 82%～90%，其他腰椎少见。一些外伤或退行性滑脱可多节段同时发生，甚至出现后滑脱。

1. 病理生理　腰椎滑脱的病理特征主要是腰椎解剖结构破坏，刺激或挤压神经，引起不同的临床症状。根据病变部位不同，产生腰痛、下肢痛、下肢麻木，甚至大小便功能障碍等症状。椎弓峡部不连性及退变性腰椎滑脱是临床上最常见的腰椎滑脱类型。椎弓峡部不连性腰椎滑脱症：椎弓崩裂被认为是椎体滑脱的前期病变，主要发生在上下关节突间的峡部，90% 累及 L_5，但椎弓断裂不一定都伴有滑脱，其中以青少年发病伴滑脱症居多。崩裂滑脱发生时，可因局部瘢痕、骨痂及纤维增生使椎管侧方压迫神经根，也可因椎管折曲而造成椎管矢状径狭小，压迫硬脊膜及马尾神经，压迫以下位椎骨上后缘台阶状突起处较为明显。滑脱严重者对神经根造成牵拉，但症状与滑脱程度并不成正比。退行性腰椎滑脱的病程可分为如下几个阶段：腰椎不稳（以 L_4 和 L_5 明显），过度活动关节突负荷增加、骨质增生、关节松弛（伴关节磨损）前移。向前滑脱多发生于 L_4 平面，因为 L_4 承受了较大的前滑应力。上位腰椎位于腰椎后凸下部，有后移趋势，故在椎间盘、小关节退变及椎间不稳情况下，可向后滑脱，严重者可致椎间孔狭窄，压迫神经根，产生坐骨神经痛。滑脱可致椎管矢状径容量变小，黄韧带肥厚，关节突周围增厚及骨赘形成，可加重椎管狭窄，卡压硬脊膜及神经根。

2. 临床特点　大多数腰椎滑脱没有症状，部分患者可有下腰部酸痛，其程度大多较轻，往往在劳累以后加剧，也可因轻度外伤开始，适当休息或服止痛药以后多有好转，故病史多较长。腰痛初为间歇性，以后则可呈持续性，严重者影响正常生活，休息也不能缓解。疼痛可同时向骶尾部、臀部或大腿后方放射。若合并腰椎间盘突出症，则可表现为坐骨神经痛症状。患者的症状和体征与滑脱类型、滑脱程度、腰椎稳定情况、年龄、性别等因素有关。退行性滑脱多于 50 岁以后发病，随年龄增长，发病率增加，患者可有腰骶部疼痛，酸胀感可向大腿后方或整个大腿放散。腰椎稳定性较差时疼痛有如下特点：休息时意识到疼痛和下肢僵硬感，活动后可稍缓解，长时间站立，蹲起活动后疼痛加重，再休息后又缓解。伴椎管狭窄时可有下肢疼痛，各种运动感觉障碍，肌肉僵硬，皮肤刺痛、麻木等。有时出现间歇性跛行。伴椎间盘突出时，神经牵引征阳性。峡部崩裂性滑脱多见于 50 岁以下，可有腰背痛和下肢痛，腰部过伸时可加重或诱发疼痛。合并椎间盘突出时可出现根性痛，体征可表现为腰椎前凸增大、病椎处棘突压痛等。

二、麻醉前评估与准备

所有麻醉药和麻醉方法都可影响患者的生理状态稳定性，并存的内科疾病又有各自的病理生理改变，这些因素都将造成机体生理潜能承受巨大负担。为减轻这种负担和提高手术麻醉安全性，在手术麻醉前对全身情况和重要器官生理功能做出充分估计，并尽可能加以维护和纠正。这是外科手术治疗学中的一个重要环节，也是麻醉科医师临床业务工作的主要方面。

全面的麻醉前估计工作应包括以下几个方面。①充分了解患者的健康状况和特殊病情。②明确全身状况和器官功能存在哪些不足，麻醉前需做哪些积极准备。③明确器官疾病和特殊病情的安危所在，术中可能发生哪些并发症，需采取哪些防治措施。④估计和评定患者接受麻醉和手术的耐受力，选定相适应的麻醉药、麻醉方法和麻醉前用药，拟订麻醉具体实施方案。

（一）麻醉前评估

1.病史复习　麻醉前要对病历资料进行系统性复习，尽可能做到全面详细的了解。

（1）个人史：个人史包括劳动能力，能否胜任较重的体力劳动和剧烈活动，是否出现心慌、气短，有无饮酒、吸烟嗜好，每日量多少，有无长期咳嗽、咳痰、气短史，有无吸毒成瘾史，有无长期服用安眠药等历史，有无孕产史。

吸烟与嗜酒：必须询问每日的摄取数量和持续时间，吸烟会产生某些不利作用，包括黏膜分泌与清除能力减弱，小气道口径缩小，免疫反应改变等。术前应劝说患者至少停止吸烟2个月，即使术前停止吸烟不到24h，对心血管生理也可能有益。

依赖性药物应用史：术前应询问是否应用违禁药物和毒品，是否已形成习惯使用，对这类病例应列入高危病例，因有可能感染人类免疫缺陷病毒，围手术期应对戒断综合征采取预防或治疗措施。

对已出现戒断综合征的患者，除非急诊，应延期麻醉和手术。对术前因治疗而使用阿片类药，或因滥用阿片类药的患者，术中和术后应用阿片类药时应考虑剂量。

（2）过去史：了解以往疾病史，特别注意与麻醉有关的疾病（如抽搐、癫痫、高血压、脑血管意外、心脏病、冠心病、心肌梗死、肺结核、哮喘、慢性支气管炎、肝炎、肾病、疟疾、脊柱疾病、过敏性疾病或出血性疾病等），同时追询曾否出现过心、肺功能不全或休克等症状，近期是否还存在有关征象，特别对心前区疼痛、心悸、头晕、昏厥、活动后呼吸困难、夜间憋醒、长期咳嗽多痰等征象应引起重视，还需判断目前的心、肺功能状况。

（3）治疗用药史：有些手术患者因治疗需要，常已应用降压药、β受体阻断药、糖皮质激素、洋地黄、利尿药、抗生素、降糖药、抗癌药、镇静安定药、单胺氧化酶抑制药、三环类抗抑郁药等，应了解其药名、用药持续时间和用药剂量，有无特殊反应。

（4）外科疾病史：明确患者当前患有哪几种外科疾病。麻醉处理取决于拟施行的手术类型，也取决于术前的治疗和准备程度，同时要指出麻醉处理的危险所在，还需要做哪些补充检查和治疗。

（5）以往麻醉手术史。

以往做过哪种手术，用过何种麻醉药和麻醉方法，麻醉中及麻醉后是否出现特殊情况，有无意外、并发症和后遗症，有无药物过敏史，家庭成员中是否也发生过类似的麻醉严重问题。

以往手术可能影响麻醉方案，例如以往颈椎固定手术史患者，对其麻醉处理就不同于正常颈椎和呼吸道的患者。又如对正在进行动静脉瘘血液透析的患者，应避免在患肢上施行静脉穿刺置管或缚扎血压充气套囊。

了解以往对某些麻醉药的不良药物反应（如患者对琥珀胆碱曾出现异常肌松延长史，或恶性高热史），今次麻醉需避免再采用。

重点询问麻醉后的并发症问题，在上次麻醉后是否出现过异常情况？如果患者答复是“我对琥珀胆碱过敏”或“术后恶心呕吐难受”。这样，今次麻醉方案就要据此进行改变，例如改用其他肌松药或区域阻滞麻醉，选用以异丙酚为主的麻醉方法，尽早使用抗呕吐药等。

(6)内科疾病史：许多内科疾病从麻醉处理角度看属高危病例，与麻醉手术预后有密切关系，需从病史中获得所需的有关资料。

心血管系统：①高血压、瓣膜病、缺血性心脏病、周围血管病病史应列为重点；重点询问风湿热史和心脏杂音史，是否出现过昏厥史，后者常发生于二尖瓣脱垂病和肥厚性心肌病患者。一是对高血压病应了解患病的时间、接受何种治疗、治疗时间、是否有效等问题。合并高血压未经治疗或治疗不恰当的患者，围手术期血流动力学波动幅度大，危险性倍增，死亡率较高。二是对中年以上冠状动脉病患者，应询问是否有心绞痛史、陈旧性心肌梗死史(MI)或充血性心力衰竭史。据报道，术前伴心肌梗死不足6个月（称近期心肌梗死）的非心脏手术患者，其围手术期的再心肌梗死率和死亡率都显著增高。因此，对近期心肌梗死患者的择期手术应予以推迟；如是急诊手术，围手术期应加强血流动力学监测，手术全过程要时刻警惕再发心肌梗死，需要有心脏科医师协助诊治。此外，要核对当前所用治疗药物；记录静息无疼痛期的心率和血压；记录运动诱发心绞痛时的心率-收缩压乘积(RPP)；明确是否存在肺动脉高压和充血性心力衰竭。冠心病患者常伴有焦虑，应利用术前药、麻醉处理和其他方法使患者充分安静休息，防止儿茶酚胺大量释放。手术前晚应使患者充分睡眠。患者入手术室后，在诱导前只限于安置血压计袖套、心电图极板和开放外周静脉通路，不可施行其他疼痛性操作，因疼痛可促发心肌缺血。②心律失常：重点注意心律失常的性质与类型，是否已安装心脏起搏器。衡量患者的脉搏和神志的关系。症状性心律失常同样具有重要性。术前指诊摸出室性早搏的患者，择期手术前应加以治疗。有心动过速史的患者，手术期间可能出现阵发性室上性心动过速。某些心律失常（包括非窦性心律、房性期前收缩和每分钟超过5次的室性早搏），围手术期可能发生心脏意外。③心脏起搏器：a.需要安置起搏器的患者，提示已确诊存在严重心血管系统疾病，同时还可能并存其他器官退行性病变。因此，术前除需要估计和调整心功能外，还必须处理其他器官系统功能衰竭。术前需要测定患者的清醒程度，这不仅与脑灌注有关，也反映心排出量现状。b.需牢记，起搏器电极与心脏直接相连，且心脏完全依靠它才能较正常地跳动。因此，术前必须了解起搏器的类型与安装部位；在安置体位时，要特别注意防止起搏器电极与心脏脱开，同时必须将起搏器系统与任何电器设备隔绝，严格防止外界电源误传至心脏而引起心室纤颤意外。手术中使用电灼，可干涉起搏器的功能，因此，术前有必要更换为非同步型起搏器，后者不受电灼干扰。明确起搏器安装部位的另一个理由是，便于事先设计安置电灼极板的恰当位置，使电灼电流尽可能少地经过起搏器。c.刚安置起搏器的患者，多数主诉不舒适，这与较长时间躺卧硬板床保持不动的姿势有关，有时需用镇痛药以减轻。d.鉴于安置起搏器的患者多数是老年人，药物代谢慢，镇痛药剂量必须减小，建议分次使用芬太尼，每次剂量10～20μg，用药后必须吸氧，同时监测呼吸。e.应避免使用影响神志清醒度的药物。有些镇静催眠药具有抑制心肌（如巴比妥）或改变外周血管阻力（如氟哌利多、吩噻嗪）的作用，老年人耐受力差，容易出现低血压，应予避用。f.不少患者给予镇静催眠药后，可能诱发阵发性激动和心前区疼痛，无迅速逆转的拮抗药，抑制状态维持时间过长，故不适用。事实证明，医生对激动和不舒适的患者，如果采取关怀和体贴的措施，其效果常比使用药物更为安全且有效。

肺脏系统：重点在对肺气肿、支气管炎、哮喘、近期上呼吸道感染、经常性或非经常性咳嗽，以及鼻窦炎患者进行估计。①需了解患者的日常活动能力，通过询问即可初步获知。例如“能否快速登上一层楼，登上后是否上气不接下气”。但心脏病同样也可发生呼吸困难，需加以鉴别。②对慢性阻塞性肺疾病(COPD)患者应了解每日咳痰量；如果每日痰量增多或痰颜色与平时不一样，提示患者已合并急性呼吸道感染，此时，择期手术应推迟，直至感染痊愈以后 2 周再进行。③患者突发不能控制的剧咳，往往是哮喘或胃内容物反流和误吸的唯一征象。④患有鼻窦炎或鼻息肉的患者，应禁用经鼻气管内插管。

胃肠系统：胃内容物误吸是麻醉期间最危险的并发症之一。麻醉前对患者是否面临反流误吸危险，必须做出明确的判断。下列因素如疼痛、近期损伤、禁食时间不足、糖尿病、肥胖、妊娠，或应用麻醉性镇痛药、β 肾上腺素能药物或抗胆碱药等，均可延迟胃内容物排空，或改变食管下端括约肌张力，显然会增加误吸的机会。食管裂孔疝患者是误吸危险性病例，其“烧心”(heartburn)症状往往比食管裂孔疝本身更具有诊断意义。对肝病患者应询问输血史、肝炎史、呕血史，慢性肝病如肝硬化和低血浆白蛋白史，这类病例的药物药代学和药效学常发生明显改变。此外，肝功能不全患者常出现凝血机制异常。

内分泌系统：①对每一例患者都应常规询问是否有糖尿病史。因糖尿病常合并静息性心肌缺血、自主神经系统疾病和胃麻痹症，应重点注意心血管系统和其他器官系统改变。②肾上腺功能抑制与使用皮质激素有关。对经常使用皮质激素治疗的患者(如哮喘、溃疡性结肠炎和风湿性关节炎等)，应询问其用药剂量和最后一次用药时间。肾上腺皮质功能抑制不能预测，取决于激素的用药剂量、药效和频度，以及激素治疗时间的长短。泼尼松累积剂量>0.4g，即可发生肾上腺皮质功能抑制，且可延续至停止用药后 1 年。③甲状腺疾病有甲状腺素补充型(甲状腺功能低下)或抗甲状腺素型(甲状腺功能亢进)两类。近年资料表明，对稳定型的甲状腺功能低下患者，允许施行择期麻醉和手术，但应慎重，也可推迟择期手术，其间适当补充甲状腺素治疗。④其他内分泌疾病如甲状旁腺功能亢进，提示患者存在多发性内分泌赘生物综合征，需进一步排除其他内分泌异常，如嗜铬细胞瘤或甲状腺髓体癌。

神经系统：询问患者是否患有中枢神经和周围神经系统疾病，颅内压改变情况。①颅内病变可并发颅内高压。②垂体瘤可引起内分泌异常，围手术期需特别小心处理。③近期曾有脑缺血发作史者，术前必须对其神经系统情况进行仔细评估，大致可分为 3 类：一过性缺血发作，其症状和体征的持续时间一般不超过 24h；可逆性缺血损害，其症状和体征的持续时间一般不超过 72h；完全性脑缺血，如脑血管意外，遗留永久性体征。④有癫痫史者，应询问癫痫病史，包括癫痫的类型、发作频度、最后一次发作时间，以及是否已用抗癫痫药治疗。⑤有脊髓损伤史者，必须测定其神经损害平面；损害平面超过 T_7 者，给以持续性皮下刺激或内脏膨胀刺激可诱发自主神经系统反射亢进发作。近期脊髓损伤患者应避用琥珀胆碱，因去极化过程可促使细胞内钾大量释出而引起高血钾。⑥肌肉骨骼系统改变常见于类风湿性关节炎史患者，可引起麻醉问题，应预先估计，如喉头解剖学改变，颈椎、颞颌关节活动度受限等可致呼吸管理困难；颈椎不稳定常发生于寰枢关节，气管插管期对头位的要求，需加倍谨慎处理；因类风湿性关节炎致关节活动显著受限时，麻醉诱导后安置和固定手术体位常可能遇到困难。

血液系统：询问患者以往是否有异常出血病史，是否需要经常输血，初步判断在围手术期是否会出现异常出血。如果术前有足够的时间，应考虑采用自体输血技术。已证实对这类患者采用自体输血是有效的节约用血措施。应用红细胞生成素可增加术前自体采血的有效性和采血量。

2.体格检查及实验室检查

(1)体格检查。

一般情况:包括体温、体重、血压、脉搏和呼吸次数,患者发育和营养状况,有无贫血、水肿、发绀、黄疸、消瘦或肥胖等。

观察有无呼吸困难、桶状胸、胸廓畸形和脊柱畸形,两肺呼吸音是否清晰、对称,有无哮鸣音或啰音。心脏听诊有无心律失常、心脏杂音。

叩诊肝脏大小,有无肝、肾区叩痛,有无腹水、眼睑水肿等。

检查颈椎活动度,有无张口困难等影响气管插管难易程度的情况。

检查有无神经肌肉功能损伤等情况。

(2)实验室检查:除专科检查外,其他常规检查一般包括以下几项。①血、尿和粪便常规。②肝、肾功能。③血糖和血电解质。④心电图、胸部透视。⑤凝血功能。对于每位患者是否都需要进行上述所有的常规检查,国内外有不同的看法。美英等发达国家一般主张根据患者的年龄、健康状况、手术部位和手术大小来判断,对日常有疾病症状的或体征的患者,才进行上述所有常规检查。国内则常规进行上述检查。当然,对于有并存疾病及重要器官功能受损的患者,还必须有针对性地做进一步详细检查。

(3)用药检查:手术患者在手术前,常有应用内科治疗药物的情况,术前需要全面检查,以决定继续用药或停止使用,相应还需要注意哪些事项。合并内科疾病的患者,常使用降压药、β受体阻断药、皮质激素、洋地黄、利尿药、抗生素、降糖药、抗癌药、镇静安定药、单胺氧化酶抑制药、三环抗忧郁药等治疗。应了解其药名、用药时间和用量,有无特殊反应;明确哪些药物与麻醉药之间可能存在相互不良作用。据此,决定术前是否需要继续使用。

(二)麻醉前准备

麻醉前需根据病情对患者做好各方面的准备工作,总的目的在于提高患者的麻醉耐受力和安全性,保证手术顺利进行及术后恢复更迅速。对ASAⅠ级患者,做好一般准备即可;对ASAⅢ级患者,应维护全身情况及重要生命器官功能,在最大程度上增强患者对麻醉的耐受力;对于Ⅲ级、Ⅳ级、Ⅴ级患者,除需做好一般性准备外,还必须根据个别情况做好特殊准备。

1.一般准备

(1)精神状态准备:多数患者在手术前存在种种不同程度的思想顾虑,出现恐惧、紧张、焦急等心理波动,情绪激动或彻夜失眠,导致中枢神经系统活动过度,麻醉手术耐受力明显削弱,术中或术后容易发生休克。为此,术前必须设法解除患者的思想顾虑和焦急情绪,从关怀、安慰、解释和鼓励着手,酌情恰当阐明手术目的、麻醉方式、手术体位,以及麻醉或手术中可能出现的不适等情况,用亲切的语言向患者做具体介绍,针对其存在的顾虑和疑问进行交谈和说明,以取得患者信任,争取充分合作。对过度紧张而不能自控的患者,术前数日起即开始服用适量安定类药,晚间给安眠药,手术日晨麻醉前再给适量镇静安眠药。

(2)营养状况:改善营养不良导致机体蛋白质和某些维生素不足,明显降低麻醉和手术耐受力。蛋白质不足常伴有低血容量或贫血,对失血和休克的耐受能力降低。低蛋白血症常伴发组织水肿,降低组织抗感染能力,影响创口愈合。维生素缺乏可致营养代谢异常,术中容易出现循环功能或凝血功能异常,术后抗感染能力低下,易出现肺部感染并发症。对营养不良患者，手术前如果有较充裕的时间，应尽可能经口补充营养；如果时间不充裕，或患者不能或不愿经口饮食，可通过小量多次输血及注射水解蛋白和维生素等进行纠正，白蛋白低下者，最好给浓缩白蛋白注射液。

(3)胃肠道准备：择期手术中，除浅表小手术采用局部浸润麻醉者外，其他不论采用何种麻醉方式，均需常规排空胃，目的在防止术中或术后反流、呕吐，避免误吸、肺部感染或窒息等意外。胃排空时间正常人为4～6h。情绪激动、恐惧、焦虑或疼痛不适等可致胃排空显著减慢。为此，成人一般应在麻醉前至少8h，最好12h开始禁饮、禁食，以保证胃彻底排空；小儿术前也应至少禁饮、禁食8h，但哺乳期婴儿术前4h可喂一次葡萄糖水。有关禁饮、禁食的重要意义，必须向患儿家属交代清楚，以争取合作。

(4)膀胱的准备：患者送入手术室前应嘱其排空膀胱，以防止术中尿床和术后尿潴留。进行盆腔或疝手术时，排空膀胱有利于手术野显露和预防膀胱损伤。对危重患者或复杂大手术，均需于麻醉诱导后留置导尿管，以利观察尿量。

(5)口腔卫生准备：麻醉后，上呼吸道的一般性细菌容易被带入下呼吸道，在术后抵抗力低下的情况下，可能引起肺部感染并发症。为此，患者住院后即应嘱患者早晚刷牙、饭后漱口；对患有松动龋齿或牙周炎者，需经口腔科诊治。进手术室前应将活动假牙摘下，以防麻醉时脱落，甚或误吸入气管或嵌顿于食管。

(6)输液输血准备：对中等以上手术，术前应检查患者的血型，准备一定数量全血，做好交叉配血试验。凡有水、电解质或酸碱失衡者，术前均应常规输液，尽可能做补充和纠正。

(7)治疗药物的检查：病情复杂的患者，术前常已接受一系列药物治疗，麻醉前除要求全面检查药物治疗的效果外，还应重点考虑某些药物与麻醉药物之间存在的相互作用，有些容易导致麻醉中的不良反应。为此，对某些药物要确定是否继续用、调整剂量再用或停止使用。例如洋地黄、胰岛素、皮质激素和抗癫痫药，一般都需要继续使用至术前，但应核对剂量重新调整。对1个月以前曾较长时间应用皮质激素而术前已经停服者，手术中有可能发生急性肾上腺皮质激素功能不全危象，因此术前必须恢复使用外源性皮质激素，直至术后数日。正在施行抗凝治疗的患者，手术前应停止使用，并需设法拮抗其残余抗凝作用。患者长期服用某些中枢神经抑制药，如巴比妥、阿片类、单胺氧化酶抑制药、三环抗抑郁药等，均可影响对麻醉药的耐受性，或于麻醉中易诱发呼吸和循环意外，故均应于术前停止使用。安定类药(如吩噻嗪类药氯丙嗪)、抗高血压药(利血平)、心绞痛药(如β受体阻断药)等，均可能导致麻醉中出现低血压、心动过缓，甚至无力，故术前均应考虑是继续使用、调整剂量使用或暂停使用。

2.各系统的麻醉准备　手术并发症和死亡率，与术前并存心血管、呼吸、血液和内分泌系统等疾病有密切关系。并存器官性疾病的手术患者，于术前应做好麻醉前准备工作。

(1)心血管系统疾病：当患者合并心脏病而确定施行手术时，应特别注意下列问题。

长期应用利尿药和低盐饮食患者，有可能并发低血容量、低血钾和低血钠，术中容易发生心律失常和休克。低血钾时，洋地黄和非去极化肌松药等的药效将增强。应用利尿保钾药螺内酯后，如果再用去极化肌松药琥珀胆碱，易出现高血钾危象。因此，术前均应做血电解质检查，保持血清钾水平在3.5～5.5mmol/L；术前一般宜停用利尿药48h；对能保持平卧而无症状者，可输液补钠、钾，但需严密观察并严格控制输液速度，谨防发作呼吸困难、端坐呼吸、肺啰音或静脉压升高等危象。

心脏病患者如伴有失血或严重贫血，携氧能力减弱，可影响心肌供氧，术前应少量多次输血。为避免增加心脏负担,除控制输血量和速度外,输用红细胞悬液优于全血。

对正在进行的药物治疗,需进行复查。对有心力衰竭史、心脏扩大、心电图示心肌劳损或冠状动脉供血不足者,术前可考虑使用少量强心苷,如口服地高辛 0.25mg,每日 1～2 次。

对并存严重冠心病、主动脉瓣狭窄或高度房室传导阻滞而必须施行紧急手术者,需做到以下几点。①桡动脉插管测直接动脉压。②插 Swan-Ganz 导管测肺毛细血管楔压。③定时查动脉血气分析。④经静脉置入带电极导管,除用做监测外,可随时施行心脏起搏。⑤准备血管扩张药(硝普钠、硝酸甘油)、正性变力药(多巴胺、多巴酚丁胺)、利多卡因、肾上腺素等。⑥准备电击除颤器。⑦重视麻醉选择与麻醉管理。

(2)呼吸系统疾病:麻醉患者合并呼吸道疾病者较多,尤其以老年患者为然。麻醉前必须做好以下准备。①禁烟至少 2 周。②避免继续吸入刺激性气体。③彻底控制急、慢性肺感染,术前 3～5 日应用有效的抗生素,做体位引流,控制痰量至最低程度。④练习深呼吸和咳嗽,做胸部体疗以改善肺通气功能。⑤对阻塞性肺功能不全或听诊有支气管痉挛性哮鸣音者,需雾化吸入麻黄碱、氨茶碱、肾上腺素或异丙肾上腺素等支气管扩张药治疗,可利用 FEV_1 试验衡量用药效果。⑥痰液黏稠者,应用蒸气吸入或口服氯化铵或碘化钾以稀释痰液。⑦经常发作哮喘者,可应用肾上腺皮质激素,以减轻支气管黏膜水肿,如可的松 25mg,口服,每日 3 次,或地塞米松 0.75mg,口服,每日 3 次。⑧对肺心病失代偿性右心衰竭者,需用洋地黄、利尿药、吸氧和降低肺血管阻力药(如肼屈嗪)进行治疗。⑨麻醉前用药以小剂量为原则,哌替啶比吗啡好,因有支气管解痉作用,阿托品应等待体位引流结合咳嗽排痰后再使用,剂量要适中,以防痰液黏稠而不易咳出或吸出。一般来讲,伴肺功能减退的呼吸系统疾病,除非存在肺外因素,通常经过上述综合治疗,肺功能都能得到明显改善,这样,在麻醉期只要切实做好呼吸管理,其肺氧合和通气功能仍均能保持良好。这类患者的安危关键在手术后近期,仍然较易发生肺功能减退而出现缺氧、CO_2 蓄积和肺不张、肺炎等严重并发症。因此,必须重点加强手术后近期的监测和处理。

(3)内分泌系统疾病:并存内分泌系统疾病的患者,麻醉前需做好以下准备工作。

血压和循环功能:有些内分泌病可促使血压显著升高,但实际血容量恰是明显减少的,例如以下情况。①嗜铬细胞瘤,由于周围血管剧烈收缩致血管内液体外渗,实际是处于低血容量状态,一旦肿瘤血运完全切断时,可立即出现顽固性低血压,因此在术前必须做专门的术前准备,包括:术前数日开始服用酚苄明(10mg/次,每日 2 次),适当配合 β 受体阻断药以控制高血压和心律失常,应用适量地西泮(10～20mg 口服)以控制焦虑,术中做到及时补充血液和白蛋白以尽快恢复血容量。做到这些措施,往往就可完全避免术后顽固性低血压并发症。②肾上腺皮质功能不全时,由于钠、水经尿道和肠道异常丢失过多,可致血容量减少,术前必须至少输注生理盐水 2 日,并口服氟氢可的松 0.1～0.2mg,手术当天还需至少每 6h 肌内注射可溶性磷酸氢化可的松或半琥珀酸盐可的松 50mg。③尿崩症患者,由于大量排尿,可出现显著的血液浓缩、血容量减少和电解质紊乱,应在术前每 4h 肌内注射抗利尿激素,待血浆渗透压降达正常后再施手术。

呼吸通气:进行性黏液水肿患者,呼吸通气量明显减少,手术应推迟,需先用甲状腺素治疗,如果手术必须在 1 周内施行者,可口服三碘甲状腺原氨酸,每日 50～100g;如果手术允许推迟到 1 个月以后进行者,可口服甲状腺素,每日 0.1～0.4mg。服药期间可能出现心绞痛或心律失常，剂量应减少或暂停。内分泌病并存过度肥胖者，呼吸通气量也明显减少，术中与术后必须给予全面的呼吸支持治疗以策安全。

麻醉耐受性：未经治疗的肾上腺皮质功能不全、脑垂体功能不全或垂体促肾上腺皮质激素分泌不足的患者，机体的应激反应已消失或接近消失，对麻醉期间的任何血管扩张，都容易发生循环虚脱，有生命危险。由于对这类意外事先难以预测，估计有可能发生者，术前可预防性肌内注射磷酸氢化可的松 100mg。

渗血：库欣综合征患者的肾上腺糖皮质激素活性显著增高，可使小动脉和较大血管的收缩功能严重丧失，因此可出现手术野渗血，止血困难，失血量增多。此时只有通过谨慎结扎血管以求止血。

感染：库欣综合征患者的肾上腺糖皮质激素分泌过多，机体防御功能显著减弱，又因吞噬作用和抗体形成不完全，切口容易感染。未经治疗的糖尿病患者，其吞噬作用也显著减弱，切口也容易感染，均需注意预防，以选用杀菌性抗生素比抑菌性抗生素为佳。

镇静药：库欣综合征患者常处于警醒和焦虑状态，因此需用较大剂量镇静药。未经治疗的艾迪生病患者，对镇静药特别敏感，故需慎用。甲亢患者因基础代谢率高，甲状旁腺功能低下患者因神经肌肉应激性增高，故镇静药和镇痛药均需加量。甲状腺功能低下患者，对镇静药和镇痛药特别敏感，均需减量。

(4)肾脏疾病：麻醉前准备的基本原则是保护肾功能，维持正常的肾血流量和肾小球滤过率，具体应尽可能做到以下几点。①术前补足血容量，防止因血容量不足所致的低血压和肾脏缺血。②避免使用缩血管药，大多数该类药易导致肾血流量锐减，加重肾功能损害，尤其以长时间大量使用时更为严重，必要时只能选用多巴胺。③保持尿量充分，术前均需静脉补液，必要时同时并用甘露醇或呋塞米以利尿。④纠正水、电解质和酸碱代谢失衡。⑤避免使用对肾脏有明显毒害的药物，如汞剂利尿药、磺胺药、抗生素、止痛药（非那西丁）、降糖药（苯乙双胍）和麻醉药（甲氧氟烷）等，尤其是某些抗生素的肾脏毒性最强，如庆大霉素、甲氧苯青霉素、四环素、两性霉素 B 等均需禁用。某些抗生素本身并无肾脏毒性，但如果复合应用，则肾脏毒性增高，例如头孢菌素单独用并无肾脏毒性，若与庆大霉素并用则可能导致急性肾功能衰竭。⑥避免使用完全通过肾脏排泄的药物，如肌松药戈拉碘铵、氨酰胆碱，强心药地高辛等，否则药效延长，难以处理。⑦有尿路感染者，术前必须有效控制炎症。

(5)肝脏疾病：肝功能损害患者的麻醉前准备特别重要。肝功能损害患者经过一段时间保肝治疗，多数可获得明显改善，对手术和麻醉的耐受力也相应提高。保肝治疗包括以下内容。①高碳水化合物、高蛋白质饮食，以增加糖原储备和改善全身情况，必要时每日静脉滴注 GIK 溶液（10%葡萄糖液 500mL 加胰岛素 10U、氯化钾 1g）。②低蛋白血症时，间断给 25%浓缩白蛋白液 20mL，稀释成 5%溶液静脉滴注。③小量多次输新鲜全血，以纠正贫血和提供凝血因子。④应用大剂量维生素 B、维生素 C、维生素 K。⑤改善肺通气，若并存胸腔积液、腹水或浮肿，限制钠盐，应用利尿药和抗醛固酮药，必要时术前放出适量胸腹水，引放速度必须掌握缓慢、分次、小量的原则，同时注意水和电解质平衡，并补充血容量。

(6)其他：恶性肿瘤患者多伴低血容量、贫血和低蛋白血症，术前需给予少量输血，补充蛋白、糖和维生素，纠正酸碱和电解质失衡等。术前需做凝血功能检查，仔细询问有无血友病、镰刀形红细胞病、肌碱酯酶缺乏症及恶性高热等遗传性疾病。

三、麻醉监测管理

脊柱退行性变是临床上常见的一类疾病，老年人居多。老年人由于全身性生理功能降低，对麻醉和手术的耐受能力较差，并存其他疾病的发生率高，因而麻醉和手术的风险普遍高于青壮年患者。因此，麻醉方法的选择首先应选用对生理干扰较少，麻醉停止后能迅速恢复生理功能的药物和方法。

（一）麻醉方法的选择

1. 连续硬膜外或腰-硬联合麻醉　对体格状况及心、肺功能较好的腰椎退行性变的患者，单纯行经后路开窗髓核减压的手术采用连续硬膜外或腰-硬联合麻醉，只要阻滞平面控制在 T_8 以下是安全的。与连续硬膜外麻醉相比，腰-硬联合麻醉更具优势，它克服了硬膜外麻醉可能出现的单侧麻醉以及阻滞脊神经根不完善的缺点。研究表明，罗哌卡因具有感觉与运动分离的特点，所以应用0.2%的罗哌卡因注射液4.5～5.0mL行蛛网膜下腔阻滞，避免了因手术操作不慎对神经根造成损伤的可能，还可及时了解患者症状的改善情况。

2. 全身麻醉　脊柱退行性变的患者行内固定以及融合的手术，普遍采用全身麻醉。因本病的特殊性，所以麻醉诱导力求平稳，减轻气管插管时的心血管应激反应，同时防止麻醉药用量过大引起严重的循环抑制和缺氧。这里就不再详细介绍了。

（二）监测管理

脊柱退行性变的患者，术中监测管理应根据病情的轻重、手术的复杂程度、麻醉和手术对患者生理功能的影响等来考虑，但应特别注意老年人的特点。因此，除常用的基本监测外，应根据老年人的特点有所侧重和加强。老年人有高血压和冠心病，循环系统功能监测是非常重要的；呼气末二氧化碳的监测有助于及时发现、避免低氧化碳血症，以防冠状动脉的收缩和痉挛。对于有阻塞性或限制性通气功能障碍的患者，除监测一般的肺功能外还需监测肺的通气功能和顺应性等。老年人较易出现麻醉后苏醒延迟、兴奋、谵妄等异常表现，所以需要进行麻醉深度的监测。

1. SpO_2 的监测　传统的 SpO_2 的测量是基于氧合血红蛋白（HbO_2）和脱氧血红蛋白（Hb）对红光和近红外光的吸收差异的原理，手指探头发射器发射的两种光经过指尖时有不同程度的吸收，根据 Lambert Bear 定律可以计算出 HbO_2 占总血红蛋白的比例，即 SpO_2。但是，SpO_2 监测也存在一定的局限和缺陷，因此只有坚持做好临床观察，才能做好围麻醉期监测，确保患者安全。

2. 呼气末二氧化碳（$ETCO_2$）的监测　呼气末二氧化碳是指呼吸终末期呼出的混合肺泡气中所含的二氧化碳分压（$P_{ET}CO_2$）或二氧化碳浓度（$CETCO_2$）。临床上通常采用 $P_{ET}CO_2$ 来评价患者的通气功能、循环功能、肺血流、肺泡通气、细微的重复吸入以及整个气道及呼吸回路的通畅度等情况，其正常值为35～45mmHg。

（1）临床常见的二氧化碳曲线图。

正常二氧化碳波形：呼出气二氧化碳曲线图是展示二氧化碳浓度与时间或呼气容积之间关系的曲线图。最常用的是在呼吸过程中将测得的二氧化碳浓度与相应时间对应描图，得到的标准曲线分为4部分。第一个时期为呼出解剖无效腔的过程，呼气相延续并进入第二个时期，表现为S形曲线，为肺泡气体与无效腔气体快速混合的过程。第三个时期称为肺泡平台期，代表肺泡内富含二氧化碳的气体，这一期持续的时间最长。第四个时期的开始表示进入吸气相。可将曲线与基线之间的面积类比为二氧化碳排出量。

异常二氧化碳波形。

①呼气末二氧化碳过高：其意义是肺泡通气不足或输入肺泡的 CO_2 增多。常见于以下 4 种情形。a. 呼吸频率和峰值相正常，但 $ETCO_2$ 值高于正常：常见于人工通气患者，其预定的呼吸频率可正常，但分钟通气量太低，或由于病情发生变化，如恶性高热时增加 CO_2 的产生等。b. 呼吸缓，峰相长，$ETCO_2$ 值高于正常：常见于颅内压增高，麻醉性镇静药如哌替啶、芬太尼等对呼吸的抑制，呼吸频率与分钟通气量均过低。c. 呼吸过速，峰相短，$ETCO_2$ 值高于正常：常见于浅而快呼吸，试图以提高呼吸频率来代偿呼吸的抑制，如吸入挥发性麻醉药有自主呼吸的患者，机械通气时呼吸频率较快，但潮气量不足。d. 值得警惕的一种严重通气不足，表现为呼吸快速，潮气量极低，多数的峰相不正常，只在按压胸部后或一次用力呼气才可见到真实的 CO_2 值。这见于有较严重呼吸肌麻痹患者的自主呼吸中或机械通气时呼吸机故障或回路系统漏气。②呼气末二氧化碳过低：主要是肺泡过度通气或输入肺泡的 CO_2 减少。有以下 3 种情形。a. 呼吸频率和峰相正常，但 $ETCO_2$ 值过低。见于潮气量过大的机械通气；休克、体温低下的患者；亦可见于处在代谢性酸中毒代偿期的自主呼吸患者。b. 呼吸过程缓，峰相长，$ETCO_2$ 值低。如人工通气时，频率过慢，潮气量过大；患有中枢神经系统疾病可呈中枢性通气过度，另外体温太低时也有类似的表现。③呼吸过速，峰相短，$ETCO_2$ 值低。人工通气的频率和潮气量均属太高；患者因疼痛、代谢性酸中毒、低氧血症、严重休克状态或中枢神经性的通气过度。④人与呼吸机对抗：当患者恢复自主呼吸时，易与呼吸机发生对抗，表现为 CO_2 曲线的规律中断，夹杂着自主呼吸的曲线，随着患者呼吸运动迅速增加，呼吸机的不协调活动使机体代谢率上升，此时潮气末 CO_2 呈稍升高状。当麻醉过程出现这样的图形时，表明需追加肌松药。⑤箭毒样残余作用：多见于患者的自主呼吸与呼吸机对抗的初期，肋间肌和膈肌运动失调者，颈神经有损害者。主要特点为 $ETCO_2$ 值略高，峰相的右 1/3 处出现裂口，其深度与肌肉麻痹程度成反比。如为麻醉恢复期或呼吸支持治疗的患者，需等待裂口消失后才能拔出气管插管，因为它提示有通气障碍存在。

(2)二氧化碳曲线趋势图与呼吸、循环及代谢的关系。

呼吸节律紊乱：只见于自主呼吸患者中。①陈-施氏呼吸：每组呼吸后都有心源性振动，可见于严重的脑动脉硬化、脑损害、酒精中毒或危重的患者。②喘息性呼吸：特点为呼吸频率慢(2～6 次/min)，CO_2 值多超过正常，每次 CO_2 曲线后常有心源性振动，见于非常严重的呼吸抑制或垂死患者。③叹气样呼吸：曲线波形规则，被有规律的间歇深叹气所中断，CO_2 值可高、可低或正常。人工通气时如使用间歇深叹气功能，亦可得到这种图形。正常患者深叹息时 CO_2 值低于平均值，阻塞性肺疾病的患者深叹息时，CO_2 值高于平均值。年轻人或老年人，在 5min 内发生深叹气 1 次以上应考虑为病理性，提示有脑损害。生理状态下的婴儿或高龄人在睡眠或麻醉状态下也可出现深叹气。④不规律呼吸：见于严重脑损害的患者，各曲线波大小、形态和高度毫无规律，CO_2 平均值高于正常。

发生肺栓塞时在数分钟内 ECG 可呈频发室性前期收缩或缺氧改变，Pleth 振幅先变宽，继之几乎变为直线，血压显著下降，$ETCO_2$ 曲线在 1min 内迅速下降。如此典型肺梗死征象多发生在手术中，如气栓、脂肪栓塞、羊水栓塞、心血管内栓子脱落等，患者往往处于极度的危险之中。即使不危及生命的小栓塞，这些变化也要经 5～10min 后才能恢复为原来水平。

心脏停搏时，典型表现为：①心电图显示室性期前收缩后逐渐停止；②Pleth 振幅降低变为直线;③血压降到零;④CO_2 曲线呈冲洗曲线状,可以不降到零;如经抢救措施后,仍无回升改善现象,则预示患者濒于死亡。

在中枢呼吸抑制或呼吸机频率太慢的患者,或正常儿童中,因心脏或胸内大血管搏动时拍击肺所致。表现为出现在较长呼吸末端之后,与心跳同步的低频小潮气量呼吸曲线,$ETCO_2$ 可略高。

CO_2 呈短时性小幅升高,可能原因包括:①用较大剂量的肾上腺素类药物(如局部麻醉时);②嗜铬细胞瘤手术过程;③疼痛的刺激,可能是追加麻醉药物的指征;④麻醉后初醒的患者。常伴有心率、血压升高。

$ETCO_2$ 曲线监测直接、快捷,不仅是肺通气效率的指标,亦可为循环功能及两者间的关系提供参考。已成为麻醉手术患者和重症患者重要监测指标之一。

3. 肺顺应性及通气功能的监测

(1)压力-容量曲线:压力-容量曲线,反映了顺应性。顺应性表示胸廓和肺扩张的难易程度,反应压力-容量变化的关系。即单位压力改变引起的容积改变,$C=\Delta V/\Delta P$,其单位是 L/cmH_2O。

胸廓顺应性:指跨胸壁压力变化引起的容积变化。$C_c=\Delta V/\Delta P_{pl}$,正常值为 $0.2L/cmH_2O$。P_{pl}指胸膜腔内压力,即跨胸壁压。因食管内压力随 P_{pl}高低而变化,P_{es}可反应 P_{pl}的变化。因此测定抽查时用 ΔP_{es}代替 ΔP_{pl}。

肺顺应性:指跨肺压力变化引起的肺容量变化。$C_l=\Delta V/\Delta P(P_{ao}-P_{es})$,正常值为$0.2L/cmH_2O$($P_{ao}$为开放气道压,是指气道出口部位的压力,测定时可用口腔内压力代替)。

总顺应性:又称呼吸系统顺应性,指胸廓与肺的总体顺应性,其倒数是胸廓顺应性和肺顺应性倒数之和。$1/C_t=1/C_c+1/C_l$,或 $C_{rs}=\Delta V/\Delta P_{ao}$,正常值为 $0.1L/cmH_2O$。

上述所测得的均是静态顺应性,及压力与容量改变的瞬间所测得两者之间关系曲线的斜率。胸廓、肺和呼吸系统的静态顺应性是相当恒定的,即压力-容量关系肋线的斜率变化很小。然而,当容量接近肺总量和残气量时,因肺和胸廓张缩接近它们的极限,其顺应性下降。

(2)流速-容量环:在坐标轴上绘出用力呼吸时每一时刻气流速度与其相关的容量变化所得到的闭合环形曲线。流速-容量环可获得与肺活量测定类似的指标,包括 FVC、FEV_1、PEFR、FEF_{25-27}和 FEF_{50}。流速-容量环对发现早期慢性阻塞性肺疾病更为敏感,因为在 FEV_1 或 FEV_1/FVC 比率出现变化之前,气体流速已经明显下降。流速-容量环比标准肺活量测定的另一优点是可以确定气流阻塞的解剖位置。因为呼气和吸气均可用流速容量环进行描述,通过分析流速-容量环可以区别气流受阻部位。胸腔外水平的上气道阻塞,如喉或气管部位,这些部位的解剖异常、肿瘤或狭窄导致固定,但有限的气流通过阻塞部位。胸腔外水平的上气道阻塞患者,流速-容量环的吸气相变化最为明显,患者主要是吸气困难,甚或伴有尖锐的气流声。相反,如阻塞部位在胸腔内的下呼吸道,流速-容量环的吸气相和呼气相均受影响。

4. 有创动脉压监测　有创动脉压是临床麻醉和 ICU 中的重要监测指标。早期检测有创动脉压采用水银或弹簧血压计测压装置,只能测出平均动脉压。目前,临床上更多的是通过传感器把机械性的压力波转变为电子信号,经放大由示波屏直接显示动脉压力波形和 SBP、DBP 及 MAP 数值,并可连续记录、储存,供分析研究。采用周围动脉内置管直接测压方法简便、效果确切,操作虽带有一定的创伤性,但并发症较少。

有创动脉压监测的指征如下。

(1)各类危重患者,循环功能不全,体外循环下心内直视手术、大血管手术及颅内手术等,Allen 均需连续监测动脉压。

(2)严重低血压、休克和需反复测量血压的患者,以及用间接法测压有困难或脉压狭窄难以测试出时,采用直接动脉内测压,即使压力低至 30～40mmHg,亦可较准确地测量。

(3)术中血流动力学波动大,患者需大量或反复使用血管活性药物治疗时,连续监测动脉内压力不仅可以保证测压的及时性和准确性,亦可及早发现使用药物引起的血压突然变化,如嗜铬细胞瘤手术。

(4)术中预计有大量失血或大量液体转移的患者。

(5)术中需进行血液稀释或控制性降压的患者。

(6)采用动脉压波形分析方法或染料稀释法测量心排血量时,由周围动脉内插管获得动脉压波形成经周围动脉连续采血分析染料的浓度。

(7)需反复采集动脉血样做血气分析的患者,为减少采取动脉血样的困难及频繁动脉穿刺引起的不适和损伤,一般也主张做动脉内置管,既可对血流动力学进行监测,又可在必要时采取血样进行检测分析。

5. 中心静脉压的监测　中心静脉压(CVP)是指位于胸腔内的上、下腔静脉或右心房内的压力,是评价右心排出回心血量能力的指标。临床上常采用中心静脉穿刺置管来监测中心静脉压。

(1)中心静脉穿刺置管的指征。

严重创伤、休克以及急性循环功能衰竭等危重患者需监测中心静脉压。

需接受大量、快速输血输液的患者,利用中心静脉压的测定可随时调节输入量和速度。

心血管代偿功能不全患者,进行危险性较大的手术或手术本身会引起血流动力学显著的变化,如嗜铬细胞瘤、大动脉瘤和心内直视手术等。

需长期输液、静脉抗生素治疗或化疗。

全胃肠外营养治疗。

经导管安装心脏临时起搏器。

研究麻醉药或治疗用药对循环系统的作用时收集相关资料。

(2)中心静脉穿刺置管的途径。途径有:①颈内静脉;②锁骨下静脉;③颈外静脉;④股静脉;⑤腋静脉及其他周围静脉。

目前,在需要长期静脉内药物治疗的患者中已广泛开展了经外周静脉置入中心静脉导管技术(PICC),常选用贵要静脉和头静脉。此方法具有操作简单、方便和可在患者床旁完成的优点。但导管尖端能否达到中心静脉部位常需要通过影像学检查加以判断,且某些导管产品尖端设置有防反流单向活瓣,无法测量 CVP,应予注意。另外,导管在血管内行程过长及长时间留置,会增加血栓性静脉炎发生的概率。

(3)影响中心静脉压测定值的因素。

导管位置:测定 CVP 时,导管的尖端必须位于右心房或近右心房的上、下腔静脉内。经外周静脉置入导管时,常依据体表穿刺位置估计导管需插入的长度。遇有导管扭曲或进入了异位血管,导管尖端就无法达到上述位置,而使测压不准。故插管后应常规做 X 线透视或摄片以准确判断导管位置。据体外循环心内直视手术时观察,成人经颈内、锁骨下静脉插入导管 12～13cm,约 10%的导管尖端达右心房入口处,其余约 90%均处于近右心房的上腔静脉内。

标准零点：中心静脉压值仅数厘米水柱，零点发生偏差将显著影响测定值。现常以右心房中部水平线作为标准零点，仰卧位时相当于第4肋间前、后胸径中点（腋中线）的水平线，侧卧位时则相当于胸骨右缘第4肋间水平。

胸膜腔内压：正常的心室外壁压即是胸膜腔内压，当胸膜腔内压增加时，心室外壁压随之升高，影响心脏的有效充盈，从而影响CVP数值。

测压系统通畅度：测压系统通畅，才能提供正确的测压数值。因此置入的中心静脉导管要足够粗，一般选用14G导管。较长时间监测中心静脉压、输液速度又较缓慢时，可于每500mL液体内加肝素300～500U，以预防管端形成血凝块，保持测压系统的通畅。

（4）CVP测定常见的并发症。

血肿：是中心静脉穿刺时较常发生的并发症。导致血肿的主要原因是穿刺过程中误伤临近静脉，故穿刺置管应慎重，有条件可在超声引导下穿刺置管。

气胸：是较常见并发症，其发生率可达2%～10%。

血胸、水胸：胸片有助于诊断，临床上一旦出现肺受压症状，应立即拔出导管并做胸腔穿刺引流。

空气栓塞：静脉快速误入100～150mL空气就足以致命。

心包填塞：多由心脏穿孔引起，一旦发生后果严重。

感染：导管在体内留置时间过久可引起血栓性静脉炎。

血栓形成：导管源性血栓形成是中心静脉置管的严重并发症，在所有的穿刺径路中锁骨下径路的血栓发生率最低。

（5）CVP变化的意义：CVP的正常值为4～12cmH_2O。临床上常根据CVP的变化来估计患者的血流动力学状况。正常情况下，CVP的高低取决于心功能、血容量、静脉血管张力、胸膜腔内压、静脉回流量和肺循环阻力等因素，尤以静脉回流与右心室排血量之间的平衡关系最为重要。在液体输送过程中，CVP不高，表明右心室能排出回心血量，可作为判断心脏对液体负荷的安全指标。对CVP的监测不应过分强调所谓正常值，更不能强求输液以维持所谓的正常值而引起输液过量。作为反映心功能的指标，连续观察其动态变化比单次的绝对值更有指导意义。一般CVP不高或偏低，输血、补液是安全的。心脏供血供能依赖于CVP，心排血量和CVP二者之间的关系可描绘成心功能曲线。在一定限度内，心排血量随CVP的升高而增加，形成心功能曲线的上升支，超过一定限度，进一步增加CVP就引起心排血量不变或下降，形成心功能曲线的下降支。正常或大多数病例情况下，心脏是在曲线的上升支工作，监测CVP的目的是提供适当的充盈压以保证心排血量。由于心排血量不能常规测定，临床工作中常依据动脉压的高低、脉压大小、尿量及临床症状、体征并结合CVP变化对病情做出判断，指导治疗。

此外，CVP仅反应右心室的功能情况，当左心室由于疾病、缺氧和毒素等影响而出现功能不全时，患者出现肺水肿而CVP可仍正常或偏低，但此时肺小动脉楔压已有明显升高，因此用CVP难以准确判断及预防肺水肿。

6.心排出量的监测　我国人群流行病学长期队列随访资料和2002年全国营养调查数据显示，我国年龄≥60岁的人群中高血压患病率为49.1%，高血压的致病作用明显强于其他心血管病危险因素，而且，高血压是心脑血管病最主要的危险因素，对中老年人健康危害极大，严重地影响患者的寿命和生活质量。老年患者常合并多种衰老性疾病，其中，高血压或由长期高血压而导致的高血压性心脏病甚至冠心病是最常见的，即便经过术前控制血压，围手术期中患者心情紧张或手术、麻醉操作或麻醉药物的影响等也常引起血压的剧烈波动，影响心脏功能，特别是在麻醉诱导期容易出现。因此，老年患者围麻醉期循环系统功能监测具有非常重要的意义。

心排出量是心脏泵出的血流量，是监测及评价循环系统功能的重要指标。正常成年人静息时的心排出量范围为4.0～6.5L/min。心排出量的变化旨在满足组织代谢的要求，对心排出量的监测则可以提供对循环整体的评价，包括神经体液对其的影响。心排出量往往会与其他血流动力学指标同时监测(心率、动脉压、CVP、PAP和楔压)，以计算得到其他一些重要的循环参数，例如全身血管阻力(SVR)和PVR。

监测实践中有3个原因促使医生监测心排出量。第一，认识到许多重症监护患者，低的心排出量会明显增加其发病率和死亡率。第二，临床上对心排出量的估计都不准确，特别是那些危重病患者，其心排出量已经很低但收缩压正常，这种情况常误导临床医生。第三，一些新的测量技术的创伤性较PAC监测小，在给患者带来好处的同时，可以避免有创监测的风险。

目前，超声心排出量监测仪(ultrasonic cardiac output monitor，USCOM)是国外最新研制出的，利用成熟的连续多普勒技术，可无创、快速、不同体位准确地监测患者心脏功能和血流动力学的仪器。

7.麻醉深度的监测　全身麻醉应包括镇静催眠和记忆缺失、镇痛、抑制应激和肌肉松弛等几大要素。麻醉深度监测是临床麻醉的一项基本监测内容。通过麻醉镇静深度监测，指导全身麻醉诱导和调节术中麻醉深度，以预防麻醉过深和术中知晓，从而达到理想的麻醉状态。麻醉镇静深度监测已建立了多种方法和指标，如脑电双频指数(bispectral index，BIS)、熵指数(entropy)、Narcotrend指数、脑功能指数等，根据这些监测建立有效的目标数值以满足全身麻醉的要求：无意识、无知晓、无回忆。无意识和无知晓同时无回忆，即不发生显性记忆的术中知晓，是目前所有全身麻醉必须达到的最基本要求。

(1)脑电双频指数(BIS)：BIS是最早通过美国FDA批准及临床最常用的指标，主要反映大脑的兴奋或抑制状态。用0～100分度表示，85～100分代表正常状态，67～85分代表镇静状态，40～67分代表麻醉状态，<40分可能出现暴发性抑制。BIS与麻醉剂和镇静剂产生的催眠和麻醉程度变化密切相关。对采用BIS监测麻醉镇静深度推荐全身麻醉的标准范围(即40～60分为有效麻醉状态，认为不会发生术中知晓)。对于术中知晓高危人群的麻醉手术、长时间的大型手术、特殊类型的手术，以及老年人、肥胖人群的麻醉手术，应该采用麻醉镇静深度监测，并调整术中麻醉药物的用量，做到精准麻醉。

(2)脑电熵指数(entropy)：熵是热力学中的一个物理量，用来表示某种物质系统状态的一种量度，或说明其可能出现的程度，1865年由德国物理学家Clausius首先引入。

熵指数有两个指标：状态熵(state entropy，SE)和反应熵(response entropy，RE)。SE的数值是从0(脑电等电位时)到91(完全清醒时)；RE的数值是从0～100。熵描述的是大脑电信号的无序和不可预测性的特点，与BIS相比更能反映大脑的实际电活动。已有研究表明，全身麻醉苏醒期RE、SE分别与BIS有良好相关性，同时RE能更快预测唤醒。

(3)Narcotrend指数(NI)：NI指数是德国Hannover大学医学院研制的Narcotrend麻

醉/脑电意识深度检测系统。Narcotrend 系统能将麻醉下的脑电图进行自动分析并分级，从而显示麻醉深度。Narcotrend 监测仪通过计算 NI 对意识状态和麻醉深度进行分级，共分 A～F 6 个级别，表示从觉醒到深度麻醉再到脑电爆发抑制期间脑电信号的连续性变化。其中 B 级、C 级、D 级、E 级又各分为 0、1、2 三个亚级别，B 级、C 级表示镇静，D 级、E 级表示麻醉。每个级别均对应一定的数值(NI)，与 BIS 相似，从 100 到 0 定量反映镇静和麻醉深度的连续性变化。研究表明，分级在 D_2 时，对应的 BIS 值 95%的可信区间在 39～52。

Narcotrend 监测仪与 BIS 监测仪的功效相似。Narcotrend 分级显示剂量依赖性变化。Schmidt 等的研究表明，NI 与 BIS 值的相关性良好，可作为丙泊酚和瑞芬太尼麻醉期间评价麻醉状态的可靠指标，与丙泊酚浓度具有良好的相关性。

研究显示，NI 和 BIS 在麻醉意识消失时很接近。意识消失时的 NI 大约相当于 D_1 的分级水平。但是在意识消失时 Narcotrend 分级的跨度很大，从 B_2 到 E_0，说明个体差异较大。

8. 体温监测技术　体温监测适用于大多数接受全身麻醉及椎管内麻醉的患者，可量化麻醉、手术期间体温变化的程度，提高麻醉的可控性及安全性。

四、相关并发症与处理

脊柱退行性变多见于老年人，大多数证据表明，全身麻醉与椎管内麻醉对于老年人结局的影响几乎没有区别。椎管内麻醉的一些特殊作用对患者有益，首先椎管内麻醉可通过抑制术后纤维蛋白溶解而影响凝血系统，在某些高风险手术术后，有 2.5%的患者可能发生深静脉血栓或肺栓塞。还有数据表明，在麻醉恢复室中老年人对低氧血症更敏感，椎管内麻醉患者发生低氧血症的危险性较低。本部分介绍与脊柱退行性变手术麻醉密切相关的并发症。

(一)椎管内麻醉并发症的防治

部分腰椎退行性变手术，如不需固定的、手术时间短的腰椎间盘突出及椎板减压术，可以采用单纯硬膜外麻醉、腰麻，或腰-硬联合麻醉。由于脊柱退行性变多见于老年人，椎管内麻醉发生并发症的概率相对较大，熟悉可能发生的并发症，预防其发生。现将常见并发症及防治措施表述如下。

1. 低血压和心动过缓　一般认为低血压的定义是收缩压＜90mmHg 以及收缩压或平均动脉压的下降幅度超过基础值的 30%。椎管内麻醉中低血压的发生率为 8%～33%。心动过缓指心率＜50 次/min，其发生率为 2%～13%。椎管内麻醉后由于阻断了交感神经节前纤维，使阻滞范围内容量血管扩张，回心血量减少，外周血管阻力降低，血液重新分布、心室充盈不足，血压下降；同时副交感神经活动增强及交感神经活动减弱，导致心动过缓；严重的低血压和心动过缓可能导致心搏骤停，老年人发生的概率相对较高，应引起高度警惕。

合并冠心病的脊柱退行性变的患者实施胸段硬膜外阻滞，使血压下降和心率减慢，心脏的前后负荷下降，心肌耗氧量降低，同时可使狭窄的冠状动脉扩张，心内膜与心外膜的血流比例增加，缺血区血供改善，并可逆转或减轻心肌缺血时的 ST-T 段改变，使心肌梗死范围缩小。临床研究表明，胸部硬膜外阻滞有助于缓解心绞痛，改善心功能，降低心肌梗死范围和减少心律失常的发生。但广泛的胸部硬膜外阻滞使血压下降，有降低冠状动脉灌注压的危险，所以用于冠心病患者治疗时应注意控制平面并应权衡利弊。需注意的是，冠心病患者行腰段硬膜外阻滞虽也使心脏的负荷降低，但阻滞范围外的交感活性增强，可能使心率加快，冠状动脉收缩，不利于心肌氧供需平衡，应避免使用。

防治措施如下。

(1)警惕和消除引起低血压和心动过缓、心跳停搏的危险因素。①广泛的阻滞平面。②原有低血容量。③原有心血管代偿功能不足、心动过缓或传导阻滞,高体重指数、老年人。④术前合并应用抗高血压药物、丙嗪类药物。⑤突然体位变动可发生严重低血压、心动过缓,甚至心动骤停。⑥椎管内阻滞与全身麻醉联合应用。

(2)预防及治疗措施。①麻醉前开始预充或补充血容量:输入晶体液或胶体液 500~1000mL。②控制麻醉平面:阻滞范围广泛或脊麻平面超过了 T_6 易发生低血压。因此,硬膜外阻滞应分次小剂量注药,避免广泛阻滞,局部麻醉药剂量不应太大,控制阻滞平面在 T_6 以下。③随着新的局部麻醉药物(如罗哌卡因)的临床应用,低浓度(0.2%罗哌卡因)腰麻在临床逐步开展,它有用药量小、阻滞完善、血流动力学稳定、不影响术中观察下肢运动功能等优点,手术时间短的腰椎间盘突出及椎板减压可以采用 0.2%罗哌卡因腰麻下完成手术。④一旦发生低血压可静脉注射麻黄碱 5~10mg,伴心动过缓时用阿托品 0.5mg。严重低血压必要时,可静脉注射去氧肾上腺素 0.1~0.3mg 或间羟胺 0.5~1mg,如无反应立即静脉注射小剂量肾上腺素(5~10μg)。

2.呼吸抑制　临床研究表明,脊麻或硬膜外阻滞麻醉平面高于 T_8,由于肋间神经被阻滞即可影响呼吸功能,引起呼吸困难,平面越高影响越重。若平面高达 C_3 时,可导致呼吸停止。呼吸功能不全患者在应用椎管内阻滞时容易出现呼吸功能失代偿;脊柱外科手术多为俯卧位,如术中出现呼吸抑制,则处理较困难,所以脊柱外科采用椎管内麻醉时应适当选择局部麻醉药的浓度、剂量及给药方式,应用低浓度局部麻醉药(如 0.2%罗哌卡因)。此外,凡辅助应用镇静镇痛药者,必须严密监测呼吸功能,直至平面减退,镇静与镇痛药物作用消失。发生高平面阻滞呼吸抑制时,应给予患者吸氧,必要时面罩加压吸氧,或果断改变体位用喉罩或气管插管辅助或控制呼吸。

3.局部麻醉药中毒　局部麻醉药过量或硬膜外导管误入硬膜外静脉时,可产生局部麻醉药中毒,因此注药之前须回抽无血。局部麻醉药中毒轻者耳鸣、唇和舌麻木、头痛、头晕、视力模糊,严重时出现肌肉抽搐、意识不清、昏迷甚至呼吸心跳停止。轻度中毒症状,停止给局部麻醉药,中毒症状一般能自行缓解。如果出现严重症状,应根据 AAGBI(英国麻醉医生会)指南救治方案:立即停用局部麻醉药,保持呼吸道通畅,维持呼吸和循环功能。兴奋型:肌内注射苯巴比妥钠或地西泮,重症有惊厥者静脉缓慢注射 2.5%硫喷妥钠 6~8mL;抑制型:迅速吸氧,特别要维持呼吸和循环功能,酌情使用升压药、阿托品等。呼吸心搏骤停者立即心肺复苏,局部麻醉药致心搏骤停时应用传统心肺复苏是无效的,必须在心肺复苏早期加强呼吸道管理和应用脂肪乳剂。局部麻醉药致心搏骤停时进行心肺复苏的同时应采取以下措施。①立即静脉推注 20%Intralipid(英脱利匹特)或脂肪乳剂 1.5mL/kg,历时 1min。②同时静脉滴注 20%Intralipid 或脂肪乳剂,速度为 15mL/(kg·h),5min 后若患者心血管稳定尚未恢复、循环继续恶化,可追加给予最多 3 次静脉推注剂量(包括初次静脉推注剂量),5min 为 1 个周期;同时静脉滴注剂量加倍,增至 30mL/(kg·h),最大剂量≤12mL/kg。ASRA(美国区域麻醉和疼痛医学学会)指南与 AAGBI 指南不同的地方在于只可追加一次静脉推注剂量,且最大剂量≤10mL/kg,时间为 30min。

4.全脊髓麻醉　全脊髓麻醉简称全脊麻,硬膜外阻滞时意外穿破硬膜的发生率为 1%~2%。穿刺针或硬膜外导管误入蛛网膜下腔又未能及时发现,而致注入相对过量的局部麻醉药，阻滞全部脊神经；局部麻醉药上行经过延脑，再进入第四脑室，使呼吸循环迅速抑制；临床表现为呼吸困难、低血压、缺氧、意识消失甚至呼吸心跳停止。全脊麻持续时间与使用的局部麻醉药有关，利多卡因可持续1～1.5h，丁哌卡因持续1.5～3h。

处理原则是维持呼吸功能和循环功能。面罩吸氧并辅助呼吸，快速扩容，静脉注射麻黄素10～30mg，如严重低血压或测不到血压，应静脉注射肾上腺素8～10μg，或加大剂量纠正低血压。呼吸停止应立即气管插管人工通气直到局部麻醉药的作用完全消失。如心跳停止则进行心脏复苏。应注重预防全脊麻的发生，关键是遵循规范化操作，必须常规使用试验剂量，并严密观察患者。

5.脊麻后头痛和硬膜穿破后头痛　脊麻后头痛（spinal headache）一般发生在手术后1～3日，极少数患者持续时间较长，甚至达1个月之久，头痛多发生在前额，也可位于顶枕部，并伴有颈项牵紧感。头痛与体位有关，坐位或直立时加重，平卧位可缓解。其发生率受多种因素影响。①穿刺针粗细：穿刺针越细头痛发生率越低。②穿刺针种类：穿刺针头部呈笔尖形的Whiteacre针，笔尖上有一侧孔，穿透硬膜和蛛网膜时呈扩张型，不切割膜纤维，穿刺孔比较小且易闭合。手术后头痛的发生率约为1%。③性别和年龄：女性、青年、产妇和精神紧张患者头痛发生率高。④其他：原有头痛病、脱水和血容量不足的患者，脊麻后头痛发生率高。

治疗措施包括：①饮用含咖啡因的饮料，如茶、咖啡、可乐等；②维生素C 500mg和氢化可的松50mg加入5%葡萄糖液500mL静脉滴注，连续2～3日；③必要时静脉输注低渗盐水；④口服解热镇痛药，也可用治疗神经病理性疼痛药物如加巴喷丁或普瑞巴林（pregabalin）；⑤严重而上述治疗无效者，可在穿刺部位行硬膜外间隙注入生理盐水或自体血10～20mL，以阻塞硬膜上的穿刺孔。一般有效率可达90%以上，必要时少数患者可重复1次。

6.拔管困难和导管折断

（1）拔管困难：硬膜外导管拔管困难时不可用力硬拔。应让患者在处于原穿刺体位，慢慢拔管。如椎旁肌群强直，可采用热敷或在导管周围注入局部麻醉药，这些措施有助于导管拔出。也可在导管内插入钢丝管芯，钢丝尖端不可进入硬膜外间隙，试行拔管。必要时使用镇静药或全身麻醉肌松状态拔管。

（2）导管折断：有两种情况可能发生导管折断。①硬膜外导管质量较差，韧性及强度不够，拔管困难时用力拔出而折断。②操作不当，导管在硬膜外穿刺针内退管，引发导管折断而留置在硬膜外间隙，尤其是新穿刺针或针头头端尖锐易割断导管。是否需要手术取出，应根据患者及折断导管的具体情况而定。如导管断在皮下，易于取出，或有感染及神经刺激症状则应手术取出。

7.背痛　主要是由于脊神经阻滞时，腰骶部肌肉处于松弛状态，脊椎的生理弧度改变，平卧时间较长后易发生。也可能为多次反复穿刺损伤局部软组织，或穿刺针至椎板骨膜分离，形成骨膜下血肿，后者疼痛持续时间较长。疼痛严重时，可口服解热镇痛药，但应区别是体位引起或是穿刺损伤所致，此外需排除局部感染。

8.硬膜外血肿（epidural hematoma）

（1）发生率：常规穿刺置管硬膜外间隙血管损伤率为2.8%～11.5%。在美国麻醉学会（ASRA）指南出版之前，蛛网膜下腔血肿发生率为1/10000，硬膜外间隙血肿发生率为

1/1000。ASRA 指南出版后，由于加强了操作的规范性，发生率分别下降为 1/220000 和 1/150000。

(2)早期诊断依据：硬膜外间隙有丰富的静脉丛，当穿刺或置导管和拔导管损伤静脉时，在有凝血功能障碍或服用抗凝剂的患者中可发生大血肿，进而压迫脊髓，如不能及时发现和解除压迫，甚至会产生截瘫。早期诊断依据：麻木、肌无力、根性背痛，其中肌无力占 46%，38%和 14%的患者分别出现背痛和感觉障碍。Kreppel 等报道约 85%的患者出现背痛，个别发生膀胱或(和)肠道功能紊乱。临床上应注意在麻醉平面消退后，又重新出现麻木及下肢活动障碍，应警惕有发生血肿的可能，应加强术后随访，此外，还需注意硬膜外镇痛患者，可掩盖血肿产生的疼痛。一旦发现神经症状或截瘫，应立即进行 CT 或 MRI 检查，椎管内麻醉拔除硬膜外导管后出现新的神经功能障碍，也应立即行 MRI 检查。

(3)硬膜外血肿的处理：确诊硬膜外血肿后应立即行外科手术(8h 之内效果较好)，清除血肿和椎板减压。对于伴有神经障碍的硬膜外血肿，通常需要紧急外科手术。据报道，椎管内血肿的患者，如 8h 内清除血肿和椎板切除减压，77%的患者可痊愈或恢复部分神经功能，如果延误超过 24h，只有 15%的患者能恢复部分神经功能。

(4)预防措施：硬膜外血肿预防措施如下。①凝血功能异常(血小板<7.5 万的患者)禁用硬膜外阻滞、镇痛。②停用阿司匹林连续 7 日，可行硬膜外阻滞。③应用新抗血小板药塞氯吡啶(ticlopidine)、血小板膜 GPⅡb/Ⅲa 抑制药，停药 14 日后才能用硬膜外阻滞。④溶栓治疗 10 日内不宜行硬膜外阻滞，如已置导管，每 2h 做神经功能评估。停治疗后 24h 才能拔管。⑤长期服用华法林者术前 4～5 日停药，PT 正常或 INR<1.5 可行硬膜外阻滞。Parvizi 等报道全膝置换术 1030 例，手术当日用华法林，48h 后拔除硬膜外导管，保持 INR 为 1.54(0.93～4.25)没有一例发生硬膜外血肿。⑥用皮下注射肝素 5000U，用药前 2h 可行脊麻及硬膜外穿刺置管；最后 1 次用肝素后 4h，血小板计数正常才能行脊麻及硬膜外穿刺置管；硬膜外阻滞后使用肝素，必须在肝素作用消失后 2h 才能拔管，拔管后 2h 才能再用肝素。⑦用低分子肝素(enoxaparin)30mg，至少 12h 后才能穿刺置管，大剂量需 24h 后才能再用肝素。⑧香豆素：长期使用者应待 INR 正常后才能行硬膜外阻滞，INR<1.5 才能拔导管。

尽管上述多中心或循证医学研究结果对临床有重要指导意义，但临床实践中还应根据患者具体情况，谨慎行事，非急症患者待校正后实施，有疑问时不要勉强，以改用全身麻醉为上策。

9. 神经系统并发症　椎管内麻醉后神经系统并发症文献报道较多。有报道神经损害发生率为 0.02%～0.07%，因此椎管内麻醉后的下肢疼痛和麻木应引起重视。硬膜外间隙注入大量局部麻醉药，长时间的硬膜外阻滞，局部麻醉药的酸性高渗透压、偏高及其本身的神经毒性等因素，可能会产生潜在性的神经损害(如马尾综合征)。此外，穿刺可直接损伤神经。

防治如下。

(1)按指南正规操作，减少穿刺针与操作不当引起的损伤。预防感染，严格无菌技术。预防因局部麻醉药引发的神经毒性，尤其应控制适当的浓度和剂量。严格掌握适应证和禁忌证。有些疾病相对禁忌，如老年病患者伴发高血压、动脉硬化、糖尿病和椎管狭窄及椎间盘突出，有明显下肢疼痛与麻木，或肌力减弱，均慎用或不用椎管内麻醉，以免造成不良后果或不必要的医疗纠纷。

(2)药物治疗。①肾上腺皮质激素：大剂量冲击疗法。②维生素和神经营养药：弥可保等。③消炎镇痛药和三环抗抑郁药。

(3)神经阻滞疗法：椎管内或局部类固醇注射疗法，交感神经或周围神经阻滞。

(4)高压氧治疗、康复治疗：包括电刺激、穴位电刺激、激光、主动运动疗法和被动运动疗法等。

(二)围手术期急性肺不张

脊柱退行性疾病通常发生在老年患者，其肺泡总表面积和弹性回缩力降低，肺活量减少，残气量增加。在全身麻醉时，FRC下降15%～20%，外科操作(拉钩、体位改变)使FRC进一步减低，FRC的减少与V/Q比例失调、气体交换效率下降和$P(A\text{-}a)O_2$增加有关。FRC减少以及年龄增长相关的闭合气量增加的共同作用，使患者有肺不张的倾向。肺不张(atelectasis)通常是指患者的肺段、肺叶或小叶出现萎陷，从而丧失通气功能。围手术期肺不张的发生率可能要远高于人们的想象，尤其是对于全身麻醉患者。据统计，全身麻醉患者中肺不张的发生率可达90%，它是导致患者出现血氧含量下降、肺内分流增加、肺顺应性下降和通气功能障碍以及术后低氧血症等的最常见原因，而且，肺不张与术后肺部感染及其他肺部并发症的发生亦显著相关。值得庆幸的是，围手术期出现的大部分肺不张都是“静息性”的，通常不出现明显的症状和体征，只有在血气分析监测的情况下才有可能发现。但严重的患者则可能出现呼吸功能障碍，影响患者的病程及预后。

1. 发生机制　目前认为，围手术期急性肺不张的发生主要与以下3种机制有关。

(1)压迫性肺不张(compression atelectasis)：在麻醉药物的作用下，尤其是使用肌松剂后，机体呼吸肌的张力下降或消失，胸壁在重力作用下出现一定程度的回缩，使胸腔容积下降。同时，由于膈肌张力的下降或消失，使腹内压相对升高，压迫膈肌向头侧移位，导致胸腔容量的进一步下降，从而压迫肺组织。另外，在自主呼吸受抑制后机械通气的情况下，膈肌运动也与正常自主呼吸时存在明显的不同，具体表现在平卧位时，各级靠近背侧的部分运动减弱或消失，只有腹侧的部分在通气正压的驱动下存在一定的运动，再加上重力的作用，使肺组织靠近背侧和膈肌的部分更易受到压迫。这可能是围手术期出现急性肺不张的最重要的发病机制。

(2)吸收性肺不张(absorption atelectasis)：这种肺不张可能存在两种机制：其一，当气道出现完全梗阻时，梗阻远端肺泡内的气体只能向血液中转移，最终出现肺泡的萎陷；其二，对于通气相对不足的区域(低V/Q区)，如气道部分梗阻或肺下垂部位，由于肺组织的灌注仍良好，当FiO_2较高时，肺泡内的氧气而非氮气被吸收入血液，导致肺泡内的容量下降甚至萎陷。后一种机制对围手术期肺不张的发生可能更重要。因为早已证实，肺不张的发生、出现的速度和严重程度均与FiO_2明显相关，尽量降低麻醉中FiO_2也是预防围手术期肺不张的重要措施之一。

(3)肺泡表面活性物质丢失(loss of surfactant)：肺泡表面活性物质的数量下降、活性降低或代谢异常在ALI和ARDS的发病中起重要作用，但在急性肺不张发病中的作用仍存在争议。相关研究尚未能证实该机制在肺不张的发病中起原发性的作用，肺不张患者肺泡表面活性物质的质和量的改变更有可能是继发性损伤的结果。

2. 影响因素

(1)吸入氧浓度(FiO_2)：FiO_2是围手术期肺不张最明确的相关因素。总体而言，FiO_2越高，肺不张的发生越快、面积越大。纯氧通气时，肺不张在数十秒及数分钟内即发生；而采用

40%FiO_2 通气时，肺不张的出现可能延迟至 40min 后出现。100%FiO_2 时，肺内分流量可由 0.3%上升至 6.5%，肺不张面积达 8.0cm^2；而 30%FiO_2 时，肺内分流量上升至 2.1%，肺不张面积仅 0.2cm^2。但围手术期 FiO_2 的选择还需兼顾患者的氧合状况、气道管理难易度，甚至术后恶心呕吐的发生率和手术切口的感染率等多种因素。尚无所谓“理想的”FiO_2，80%的 FiO_2 可能是较均衡的选择。

(2)肥胖：与正常体型的患者相比，肥胖者尤其是病态肥胖患者的 FRC 更低，肺总顺应性下降，肺泡-动脉氧分压差增加，因而肺不张的出现更早，持续时间更长。肺不张面积也可能更大。多数患者在麻醉诱导期甚至诱导前即已出现肺不张，并迁延至术后 24h 或更长的时间才消失。肺不张的面积与体重指数(BMI)间存在逆相关性，因而围手术期低氧血症的发生明显增加。

(3)COPD：COPD 患者围手术期肺不张的发生率较低，面积也较小，甚至不出现明显的肺不张，其机制尚未完全明确，可能与此类患者在肺泡萎陷前已出现气道关闭、胸壁与肺组织的平衡机制发生改变以及残余功能的肺组织过度通气而较不易出现萎陷等多种因素有关。但此类患者围手术期低氧血症的发生率远高于肺功能正常的患者，主要原因还是与患者肺内低 V/Q 区的面积显著增加有关。正压通气作为一种反生理的通气模式，可进一步增加肺内低 V/Q 区的面积，因而导致肺内分流量明显增加。

(4)麻醉药物的选择：有研究显示，静脉麻醉下肺不张的严重程度可能较吸入麻醉轻，可能与静脉麻醉药对低氧肺血管收缩反射(HPV)的抑制作用较轻有关。1MAC 以上的吸入麻醉药可明显抑制 HPV，加重 V/Q 比例的失调，引起肺内分流量增加。氯胺酮由于对呼吸肌的张力无明显影响，可能是唯一的不影响肺不张形成的静脉麻醉药。

(5)其他。①手术部位：胸腔和上腹部手术患者较易发生，而其中又以体外循环下手术患者的发生率最高也最严重。②手术切口疼痛：不完善的镇痛可能影响患者的呼吸动度，叹气样呼吸和自主深呼吸减少或消失。③呼吸道感染：可能会增加气道梗阻的风险，使肺内分流量增加。④过量使用镇痛药物等。

3.临床表现　围手术期的急性肺不张通常在全身麻醉诱导期即开始出现，术后拔出气管导管 24h 内恢复。对绝大部分患者而言，小面积的肺不张一般均无明显的临床症状和体征，术中肺功能的改变是暂时而可逆性的。然而尽管围手术期出现严重肺不张的概率较低，但相对于数量庞大的全身麻醉手术，其仍是一个值得重点关注的问题。其最常见的症状是低氧血症，一般以术后苏醒期“难以解释”的低氧血症最常见，但严重的患者在麻醉诱导和术中即可出现。一般患者仅在术中动脉血气监测时发现氧分压下降、肺泡-动脉血氧分压差增大，术后自主呼吸恢复后即缓解。

除非出现由气道梗阻和 ALI 等因素引起大面积的肺叶或肺段不张，由麻醉和机械通气因素引起的肺不张通常不会出现明显的体征，胸部体检无明显阳性发现，X 线检查亦无特征性的表现，这是此种肺不张最显著的特征之一。

其确诊的唯一有效的方法是胸部 CT 检查。肺不张多出现在肺下垂、靠近膈肌的部位。平卧时，肺不张以膈肌上约 1cm、背侧靠近脊柱的双侧肺部区域最明显。此部位也是临床研究中判断肺不张面积最常用的切面部位。有些患者肺不张的面积“看起来似乎”并不是很大，而低氧血症却较严重。须记住，肺不张区域内肺组织的密度是明显增高的，约为通气良好的区域内的 4 倍，因而不能简单地以不张的面积占肺总面积的大小来判断肺内分流量。

4.预防和处理 一般临床就高危人群的患者(如病态肥胖、COPD、吸烟和肺部感染等)常规采取一定的预防措施。

肺不张的预防和治疗措施并无明显的差异,归纳起来主要有以下几点。

(1)尽量降低吸入氧浓度:如前所述,所谓"理想的"FiO_2 尚不存在,应在综合考虑患者的氧合和同期功能等多种因素的前提下谨慎选择。

(2)肺复张手法(recruitment manoeuvre,RM):研究发现,在进行肺膨胀时,气道压达 20cmH_2O 对肺不张无明显作用;当气压道至少达到 30cmH_2O 时,肺不张面积才开始减少;40cmH_2O 的肺膨胀压力、持续 15s 可使不张的肺组织完全复张。但过高的压力和过长时间的肺膨胀有导致循环功能障碍和加重压力性肺损伤的风险。现已明确,40cmH_2O、持续 7~8s 的肺膨胀亦可达到持续 15s 的相同的复张作用,因而现多将此作为标准的 RM 策略。由于在该压力水平下,肺膨胀的程度相当于患者自主呼吸下最大肺活量时的膨胀程度,因而也将该手法称为肺活量手法(vital capacity manoeuvre,VCM)。其安全性虽受到一定的质疑,但目前尚无 RM 引起显著呼吸系统和循环系统严重并发症的报道,因而在患者不存在明显心功能障碍和循环低血容量的前提下,其临床应用应该是安全的。但 RM 的复张作用在停止肺膨胀后即刻迅速消失,如不加用一定水平的 PEEP 则难以保持复张的肺组织维持膨胀的状态。

需要明确的是,单纯通过增加潮气量的方法不能预防和治疗肺不张,反而有增加压力性和容量性肺损伤的风险。病态肥胖患者 RM 的推荐压力可能应该上升到 55cmH_2O 的水平。

(3)PEEP:10cmH_2O 水平的 PEEP 仅可预防和复张部分的不张肺组织,继续升高 PEEP 水平可能使更大面积的肺组织复张,但并不能使肺完全复张,也并不总能改善氧合和减低肺内分流,加上对循环功能的不利影响,因而往往是弊大于利。PEEP 的复张作用在停止使用后 1min 内消失,肺组织会重新萎陷。麻醉诱导时,加用一定水平的 PEEP(常用 6~10cmH_2O)或 CPAP 往往可能增加动脉血氧含量,减轻肺不张的形成,并延长患者气管插管前暂停通气的安全时限,对肥胖患者可能尤其有利。

目前通行的方法是在 RM 后立刻加用一定水平的 PEEP,这样可能完全避免肺不张的形成或使肺完全复张。

(4)尽量保留呼吸肌张力和患者的自主呼吸:麻醉状态下,即使保留患者 10%~20%的自主呼吸也能明显减轻肺不张的发生,并改善氧合功能。

(5)选用较新型的通气模式:采用适当的气道减压通气(airway pressure release ventilation,APRV)或双水平气道正压(BiPAP)有利于保留患者部分的自主呼吸功能,减轻甚至消除肺不张。

综上所述,成人预防和处理围手术期急性肺不张的主要措施包括:①加用一定水平的 PEEP(至少 10cmH_2O,可酌情增加);②间歇性行 RM(30cmH_2O 开始起效,40cmH_2O、持续 7~8s 可达最佳效果);③尽量避免使用 100%的 O_2 进行通气;④麻醉诱导纯氧通气过程中加用一定水平的 CPAP 和(或)PEP;⑤尽量保留患者的自主呼吸,力争避免不必要地使用肌松剂。

(三)围手术期脑卒中

脑卒中是急性起病、迅速出现并持续 24h 以上的局限性或弥漫性脑功能缺失征象的脑血管性事件,是公认的围手术期严重的并发症之一,具有较高的病死率和致残率。随着人口老龄化问题加剧，围手术期脑卒中的发病率呈逐步上升趋势。

1. 脑血流特点　大脑的重量占体重的2%～3%，但其所需的血流量为每分钟心排出量的20%。脑组织耗氧量占全身的20%～30%，能量主要来自糖的有氧氧化，几乎无能量储备。大脑血液由两侧颈内动脉和椎-基底动脉供应，前者约占全脑血流量的4/5，后者占1/5。脑血流量具有自动调节功能，当平均动脉压在60～160mmHg范围内变动时，脑血管通过自动调节机制使脑血流量保持恒定。但是在缺血缺氧状态下，脑血管自动调节机制紊乱。因此脑组织对缺血缺氧性损害十分敏感，无论氧分压下降或血流量明显减少都会出现脑功能的严重损害。

2. 围手术期脑卒中的机制　围手术期脑卒中以脑栓塞为主。脑栓塞机制目前尚不明确，可能为以下几方面，见表1-2。

表1-2　围手术期脑卒中的危险因素

术前危险因素	高龄（>70岁） 女性 高血压、糖尿病、肾功能不全（Cr>177μmol/L）、吸烟、COPD、外周血管疾病、心脏病（冠心病、心律失常、心力衰竭）、收缩功能障碍（射血分数<40%） 脑卒中或TIA病史 颈动脉狭窄 升主动脉粥样硬化 术前抗凝治疗突然中断
术中危险因素	手术类型 麻醉方式 手术持续时间 在主动脉粥样硬化部位进行手术操作 心律失常、高血糖、低血压、高血压
术后危险因素	心力衰竭、低射血分数、心肌梗死、心律失常（心房颤动） 脱水、失血 高血糖

据统计，25%的脑栓塞为心源性，其中绝大多数为心房颤动引起的。心房颤动时由于血液淤滞、心房失去收缩力，左心房特别是左心耳处易形成附壁血栓，脱落引起体循环栓塞。脑卒中的发生与心房颤动的类型有关：孤立性心房颤动患者（年龄<60岁且无心肺疾病史），脑卒中发生率约为1.3%；非瓣膜性心房颤动患者，脑卒中的发生率约为5%；而风湿性二尖瓣狭窄使心房颤动患者脑卒中风险增加17倍。

高血压是已知的脑卒中独立危险因素之一，脑卒中风险与血压升高呈正相关。高血压导致动脉粥样硬化和血管重构，使血管更易栓塞和破裂。有研究表明，Ⅲ级高血压患者（≥180/110mmHg）脑栓塞发病率是正常血压者（<140/90mmHg）的4倍。

糖尿病增加脑卒中的发病率和死亡率。高血糖使血管平滑肌细胞钙离子浓度增加，可能是引起血压升高和器官功能损害的主要原因；此外，血浆胰岛素水平过高可引起红细胞膜流动性降低，从而导致血液流变学紊乱和微循环障碍。与正常血糖相比，糖耐量受损者（血糖7.8～11.0mmol/L）脑卒中风险增加1倍，而糖尿病患者（血糖>11.1mmol/L）脑卒中风险增加2倍。

血脂异常（总胆固醇、甘油三酯、LDL-C降低）是动脉粥样硬化最重要的危险因素。胆固醇、甘油三酯、LDL-C 可直接或者通过脂质过氧化物引起动脉内膜损伤、血管收缩功能障碍。在血流动力学发生变化的情况下，损伤的血管内膜容易形成附壁血栓，脱落引起栓塞。

阿司匹林非竞争性拮抗血小板和血管内皮细胞环氧化酶，维持循环中 TXA_2 和前列环素的平衡，是常用的抗血栓药物。Beving 研究结果表明，停止阿司匹林治疗 3 周，血小板花生四烯酸代谢产物增多，新生血小板环氧化酶活性增强。有研究认为，停止阿司匹林 4 周后出现反弹效应并使脑卒中风险增加。

3. 围手术期脑卒中的预防和处理

(1)术前评估：术前脑血管风险最常采用的评估方法是 $CHADS_2$ 评分系统（表 1-3）。脑卒中发生率与 $CHADS_2$ 分值的关系见表 1-4。

表 1-3　$CHADS_2$ 评分

事件	评分
心力衰竭	1 分
高血压	1 分
高龄（>70 岁）	1 分
糖尿病	1 分
脑卒中或短暂性脑缺血发作病史	2 分
总分	6 分

表 1-4　脑卒中发生率与 $CHADS_2$ 分值的关系

$CHADS_2$ 得分	每年脑卒中发生率(/100 人)
0 分	1.2
1 分	2.8
2 分	3.6
3 分	6.4
4 分	8.0
5 分	7.7
6 分	44.0

(2)围手术期脑卒中预防。

第一，术前。

抗凝治疗：合并心房颤动或 $CHADS_2$ 评分≥2 分者，需要采用华法林进行抗凝治疗，使 INR 维持在 2.0～3.0。$CHADS_2$ 评分为 1 分时，华法林或者阿司匹林均可使用。$CHADS_2$ 评分为 0 分或华法林使用禁忌者，阿司匹林推荐剂量为 80～325mg/d。Larson 等收集了 100 名长期口服抗凝治疗的栓塞高危病例，围手术期采用中等剂量华法林治疗并使 INR 维持在 1.5～2.0，研究结果表明围手术期大出血或栓塞事件较少。因此，围手术期采用中等剂量华法林治疗并使 INR 维持在 1.5～2.0 是相对安全的，并且能有效预防术后栓塞并发症。

控制高血压：降压治疗能使脑卒中风险降低 20%～40%。美国高血压指南（JNC7）推荐的目标高血压值为 140/90mmHg，合并糖尿病者血压应控制在 130/80mmHg 以下。多数高血压患者需要两种以上的降压药才能达到理想血压。噻嗪类利尿药是一线的降压药，可单独使用或者与其他降压药（ACEI、ARBs、β 受体阻滞剂等）合用。

控制血糖：术前血糖控制在200mg/dL(11.1mmol/L)以下可降低术后死亡率和并发症的发生。

降脂治疗：大量临床研究证实他汀类药物可显著降低心血管病、糖尿病、高血压病患者脑卒中风险，并且能够预防脑卒中复发。LDL-C每降低0.03mmol/L(1mg/dL)，脑卒中风险降低0.5%。LDL-C推荐目标值为2.6mmol/L(100mg/dL)。

第二，术中、术后。

维持循环稳定：术中最佳血压水平尚存在争议。有研究表明，CABG中平均动脉压80～100mmHg与50～60mmHg相比，心血管事件的发生率明显降低。Charlson等认为，术中血压应该根据术前基础值进行调控，血压波动超过术前值的20%并且持续一段时间会使围手术期脑卒中发生率增加。

麻醉药物的脑保护作用：巴比妥类药物抑制神经传递，降低脑代谢，增加大脑对缺血缺氧的耐受力，曾经作为脑保护的一线药物被广泛使用。吸入麻醉药的脑保护作用与抑制兴奋性神经递质传递、调节缺血期间细胞内钙浓度、调控TERK双孔钙通道的功能有关。吸入麻醉药的脑保护作用与剂量相关。有研究表明，<1.5MAC的异氟烷可明显改善严重脑缺血大鼠的脑组织改变，随着MAC的增加，脑保护作用逐渐减弱。

丙泊酚的脑保护作用也逐渐得到重视。异丙酚除了通过抑制突触活动降低脑代谢外，还有清除自由基及抑制炎症反应作用。

此外，利多卡因、依托咪酯、氯胺酮等麻醉药物也被证实有脑保护作用。

(3)治疗：围手术期脑卒中患者应用t-PA可能增加出血风险，但是这与t-PA的给药方式有关。对36名发生围手术期脑卒中并且接受t-PA动脉内溶栓治疗的患者进行分析，结果表明：再通率为80%，而切口出血发生率仅为17%。因此t-PA动脉内给药或者介入治疗是相对安全、有效的。

(四)术后谵妄(POD)与术后认知功能障碍(POCD)

脊柱退行性疾病患者多为老年人，在老年患者围手术期，术后谵妄(POD)与术后认知功能障碍(POCD)是最常见的两个术后并发症，其发生率高于诸如心肌梗死和呼吸衰竭等严重术后并发症。

1. POD与POCD的区别　术后谵妄(postoperative delirium，POD)是多种原因引起的一过性意识混乱状态，是一种急性起病为特征的临床综合征，也是急性脑功能障碍的最常见行为表现。其临床特征主要是短时间内出现意识障碍和认知功能改变，症状的发展呈波动变化。术后认知功能障碍(postoperative cognitive dysfunction，POCD)是麻醉和手术后出现的一种中枢神经系统并发症，表现为记忆力、注意力、语言理解力等多方面认知功能受损，严重者还会出现人格分裂和社会行为能力下降。常持续数日或数周，少数可发展为不可逆的认知障碍。

POCD与POD既有明显区别也有一定的内在联系。二者临床的易感因素虽然相似，但是其发病机制是否类似，因了解有限而尚难定论。POD有波动性的意识变化，而POCD没有意识改变。POD通常发生在术后早期1～3日，病程仅数日。因此临床研究POCD时，神经心理学测试一般在术后1周左右进行，就是为避免与POD混淆。

2. POD与POCD的相关危险因素　POD与患者术前因素，如明显的功能损害和认知障碍，失眠，制动，高龄，葡萄糖、电解质异常，抗胆碱能药物，复合用药和苯二氮䓬类药物有关。术中失血量与输血量、电解质与葡萄糖异常与POD相关，术后疼痛增加POD的风险。POCD

发病原因可能与麻醉、手术和患者自身因素有关，具体发病机制不明。

3. POD与POCD的防治　预防POD的第一步是确认有风险的患者，术前访视应包括药物史和对抑郁、药物滥用以及认知功能下降的筛查。在术中，特定的麻醉技术可能并不如相应的治疗重要。术中应维持足够的供氧和灌注。正常情况下患者应该基本状况良好，葡萄糖和电解质异常应予纠正。最好避免使用中枢性抗胆碱能药物、苯二氮䓬类药和哌替啶。为了弥补年龄增长所致的身体功能、药物敏感度和清除能力的变化，药物的剂量应进行调整并优先选用短效制剂。

关于POD的术后预防措施推荐意见集中于以下几点：足够的中枢神经系统供氧、液体和电解质平衡、简化药物治疗方案、保持肠道和膀胱功能、营养、运动与康复、镇痛、适当的环境刺激、焦虑性谵妄的适当治疗与预防、严重并发症的早期诊断和治疗。

疼痛的处理需要特殊阐述。应积极治疗疼痛同时避免使用与谵妄有关的药物。因此，选择合理的局部镇痛技术可能有一定意义，比如置入神经周围导管可以减少POD的发生。

重要的是应该意识到POD可能是一些并发症的表现症状，包括脓毒血症、泌尿系统感染、心肌梗死、脑卒中和肺炎。因此，处理POD的第一步是确诊和治疗器质性病因。在阐述了POD可能的病因之后，应采取措施使患者恢复神志。如果患者处于焦虑的威胁中，可应用氟哌啶醇或非典型的抗精神病药物。如果谵妄源于戒断症状，可应用β受体阻滞剂、可乐定和苯二氮䓬类药物(表1-5)。对于酒精戒断的患者，应给予维生素B_1。最后，社会心理以及职业和物理治疗有助于功能康复。

表1-5　术后谵妄的药物治疗选择

分类和药物	剂量	不良反应	评论
抗精神病类			
氟哌啶醇	0.5～1.0mg，每日2次，口服，如需要可每4h追加剂量(峰值效应，4～6h) 0.5～1.0mg，肌内注射，观察30～60min，如果需要可重复注射(峰值效应，20～40min)	锥体外系症状，尤其是剂量>3mg/d 心电图QT间期延长 有戒断症状、肝功能不全、抗精神病药物恶性综合征的患者应避免使用	为常选药物 疗效为随机对照研究所证实 因作用时间短，避免静脉给药
非典型抗精神病类			
利培酮 奥氮平 喹硫平	0.5mg，2次/d 2.5～5.0mg，1次/d 2.5～5.0mg，1次/d	锥体外系症状，与氟哌啶醇相当或较弱 心电图QT间期延长	仅在小型非对照研究中验证与老年痴呆患者的死亡率升高相关
苯二氮䓬类			
劳拉西泮	0.5～1.0mg，口服，如需要每4h追加剂量	反常呼吸，呼吸抑制，过度镇静	二线用药 临床研究证实与谵妄的延长和恶化有关 镇静药物和酒精戒断患者、帕金森病患者以及抗精神病药物恶性综合征患者禁用
抗抑郁类			
曲唑酮	25～50mg，睡前口服	过度镇静	仅在非对照研究中验证

第二章　妇产科麻醉

第一节　妇科手术麻醉

一、手术和病情特点

(1)手术集中在下腹盆腔及会阴部。手术野深,肌肉松弛要求高。

(2)盆腔自主神经丰富,手术牵拉子宫可反射性引起心动过缓和低血压。

(3)卵巢巨大囊肿或恶性肿瘤并发大量腹水,减压时易诱发严重低血压。

(4)子宫肌瘤常有慢性贫血或有更年期高血压。

(5)异位妊娠是妇科的急腹症,严重者出现出血性休克。

(6)腹腔镜与宫腔镜对体位及麻醉处理有特殊要求。

(7)妇产科手术及术后镇痛期间,恶心呕吐发生率高。

二、宫外孕手术麻醉

(一)麻醉选择

按出血量和出血速度,循环系统代偿程度有两种手术方案:内出血量不多,循环功能稳定者可在气管插管全身麻醉下行腹腔镜诊治术;腹痛有晕厥史,估计内出血量多,循环代偿不全,术前行快速输液和抗休克治疗,应不失时机地尽快在气管内全身麻醉下行经腹手术。

(二)麻醉管理

(1)加强监测。NIBP(必要时用 IABP)、CVP、SpO_2、ECG 及 $P_{ET}CO_2$。

(2)饱胃患者诱导时应防止呕吐误吸。

(3)选用对循环干扰少的全身麻醉药和肌松药。

(4)补充血容量、纠正酸中毒、保护肾功能等,改善休克状态。

(三)注意事项

(1)饱胃患者诱导前应放置粗胃管以利吸引或诱吐,为了防止误吸,必要时可采用清醒气管插管。诱导时避免过度通气,防止气体压入胃内;同时采用压迫环状软骨手法以压扁食管上口阻止气体入胃。

(2)掌握好诱导用药剂量,减轻血压影响。

(3)快速输液、补充血容量和抗休克治疗,维持血流动力学稳定。

(4)术后待患者清醒及保护性反射完全恢复后再拔管,防止呕吐反流误吸。

三、经腹宫颈癌扩大根治术

(1)手术范围广、时间长,宜选用全身麻醉或硬膜外阻滞复合全身麻醉,为手术创造良好条件。

(2)监测。BP 和 CVP,指导适当输血补液。

(3)手术中需加强调控呼吸、循环功能,维持内环境稳定。

四、妇科腹腔镜手术麻醉

（一）麻醉选择和管理

选用气管插管静吸复合麻醉，需注意 $P_{ET}CO_2$ 的变化，及时防治高碳酸血症。

（二）注意事项

（1）充分估计手术、麻醉、气腹的影响，防治并发症（通气不足及 CO_2 气栓等）。

（2）预防截石位对腓总神经和腘部深静脉的压迫性损伤。

（3）术中长时间处于头低脚高位，注意气管导管移位，以及体位对血压及气道压力造成影响，必要时可以适当调整手术体位以缓解此类影响。

五、宫腔镜麻醉

宫腔镜最主要的特点是可以在直视下清晰地窥视宫腔的解剖结构和形态，子宫内膜的薄厚、光泽、质地、血管走向，有无异常突起、粘连或异物等，且对病变有放大作用，并在直视下活检，避免盲目诊刮造成的漏诊、误诊，提高诊断的准确率。

（一）膨宫介质

常用生理盐水和 5％葡萄糖溶液。使用双极电发生器时，选用生理盐水作为膨宫介质，具有安全、易得、廉价的优点，已经成为最常用的膨宫介质。单极电切（凝）手术时，则选用 5％葡萄糖溶液。对合并有糖尿病的患者可选用 5％甘露醇膨宫。

（二）麻醉方式

宫腔镜手术的麻醉根据手术时间长短和手术难度，以及患者的健康状况来选择最佳麻醉方案、麻醉药物和监测内容。主要有局部浸润、宫颈旁阻滞、静脉麻醉、椎管内阻滞及全身麻醉等。全身麻醉可用喉罩通气，术中应加强呼吸、循环的监测，防止镇静、镇痛药过量引起的呼吸抑制及手术操作可能引起的并发症。也可选用连续硬膜外阻滞或脊麻。

（三）预防宫腔冲洗液和宫腔镜手术操作引起的并发症

1. 气体栓塞　气体栓塞原因：①扩张宫颈以及宫腔内操作可损伤静脉，为气体进入提供切入点；②使用液体膨宫时，镜管与膨宫装置之间有残存气体，进入宫体产生气体，增加气体量的同时提高了宫腔内压力，促使气体进入开放的静脉窦；③宫腔镜手术多采取膀胱截石位，该体位使子宫静脉与右心之间的压力差增大，气体易进入血液循环；当压力梯度达到 $5cmH_2O$ 时，可导致大量气泡进入。随着压力梯度的升高，气体栓塞的风险也不断增加。

气体栓塞时患者可表现为胸闷、胸痛及氧饱和度的下降等。当出现急性支气管痉挛或肺水肿时，其他表现包括胸前区水轮音、低血压、动脉 CO_2 分压过高、心动过速或心动过缓、室性期前收缩、心血管性虚脱甚至心脏骤停等。发生气栓应立即改头低足高位，支持呼吸循环功能并行心肺复苏。

2. 容量超负荷　宫腔镜手术中由于膨宫压力和灌流介质的作用，灌流液大量吸收引起体液超负荷和/或稀释性低钠血症；其发生率为 0.1％～0.2％。类似经前列腺电切（TURP）综合征，应用纯氧正压通气，监测 CVP 及应用激素和补充高渗盐水。血清钠低于 120mmol/L，应给予 3％的高渗盐水，所需补钠量＝（血钠正常值－测得血钠值）×52％×体质量（52％为人的体液总量占体质量的比率），低钠血症急性期血钠每小时提高 1～2mmol/L 即可缓解症状，动态监测血电解质的变化，根据血清钠水平的变化调整补钠的速度和剂量。

3.迷走神经紧张综合征　临床表现为恶心、出汗、低血压、心动过缓，严重者可致心搏骤停。该反应源于敏感的宫颈管，受到扩宫刺激传到 Franken-shauser 神经节、腹下神经丛、腹腔神经丛和右侧迷走神经，而出现上述综合征表现。故宫颈明显狭窄和心动过缓者尤应注意预防。椎管内麻醉的神经阻滞范围应达到 $T_{10} \sim S_5$。全身麻醉应有一定深度。用阿托品预防和治疗。

4.机械性损伤　宫腔镜手术子宫穿孔平均发生率为 1.3%。一旦发生，立即停止操作。如出血少，可给宫缩剂和抗生素观察，对出血多者，疑有临近脏器穿孔，应立即行腹腔镜检查或剖腹探查。

5.出血　宫腔镜术中和术后大量出血发生率为 0.11%～1.22%。术后大量出血常因宫颈管裂伤、子宫收缩不良、止血不彻底等引起，可通过宫缩剂、止血药、吸收性明胶海绵塞入宫腔或重新电凝、激光止血。

第二节　剖宫产麻醉

一、妊娠生理特点

1.呼吸系统

(1)足月时功能残气量(FRC)减少达 15%～20%，使孕妇氧的贮存能力明显减少。

(2)有 1/3 产妇在仰卧位正常潮气量通气时有小气道闭合趋势，呼吸抑制性药物可诱发肺不张，同时增加肺泡-动脉血氧分压差。

(3)足月孕妇的分钟通气量(MV)增加 40%～50%，主要是潮气量增加，而呼吸频率仅有轻度加快，如此可适应产妇摄氧量高的需求。

(4)孕妇腹式呼吸减弱，主要以胸式呼吸为主，因此麻醉时应注意避免抑制。

(5)肺泡通气量增加，$PaCO_2$ 常降低至 32mmHg 左右。但血 pH 由于血液碳酸氢盐代偿性减少仍维持正常。动脉血氧分压轻度增高，氧和血红蛋白解离曲线右移，有利于氧在组织的释放。

(6)分娩时 MV 及氧耗增加 300%。因过度通气可致低碳酸血症。另外，呼吸性碱中毒可使血管收缩，影响胎儿血供。而在宫缩间歇期出现通气不足、间歇性低氧血症，尤其是肥胖的产妇应用阿片类镇痛药时更容易出现。硬膜外阻滞分娩镇痛可消除因疼痛诱发的氧耗和 MV 增高及过度通气-通气不足的不良影响。

(7)妊娠后期呼吸道黏膜毛细血管扩张，易发生口咽、鼻咽、喉及气管黏膜损伤出血水肿，对此在全身麻醉气道管理应予高度重视。口咽部吸引，气管插管、使用喉镜极易导致出血、水肿。建议选用小一号的气管导管。气道困难时应避免反复进行喉镜操作，尽力防止气道损伤和水肿，紧急时可使用面罩或喉罩通气供氧。

2.循环系统

(1)孕 3 个月起心排血量增加，主要是每搏量增加可超过 30%。同时心率也有所加快，然而因外周血管阻力降低，因此血压可维持正常。但必须注意有 10%的孕妇因为在妊娠后期仰卧位时增大的子宫胎儿压迫下腔静脉(甚至压迫腹主动脉)，可发生仰卧低血压综合征，主要表现为低血压、苍白、出汗、恶心、呕吐，甚至神志改变等。而椎管内麻醉增加其发生率并加剧低血压程度。

(2)血容量随孕期同步增加，加重了循环系统的负荷。足月时增加35%～40%(增加量可达1000mL)，由于血浆较红细胞增多更为显著，因此妊娠期血液呈稀释状态，血黏度降低，出现生理性贫血。循环负荷的加重对健康产妇尚不足以诱发心功能不全，但对有心脏疾病的产妇易诱发心力衰竭、肺充血、急性肺水肿等各种危险并发症。

(3)足月时因横膈抬高ECG出现电轴左移，轻度ST段、T波变化及心律失常。

(4)孕妇临产时有许多因素可增加心脏和循环负荷。第一产程时子宫收缩可使回心血量明显增加，心排量可暂时增加20%左右，第二产程时孕妇屏气动作可使腹内压显著升高，增加回心血量加重心脏负担。同样，剖宫产时孕妇循环系统也会发生明显的波动。胎儿取出时，腹腔压力骤减，大量血液聚集于腹腔，使回心血量骤减，导致血压明显降低；子宫收缩后大量的血液又被挤回心脏，使心脏负荷加重。

(5)足月孕妇凝血机制呈高凝状态，凝血因子Ⅶ、Ⅷ、Ⅹ及血浆纤维蛋白原都有所增加，因此需注意是否存在深静脉血栓情况并注意有否服用抗凝药物。

3.肝功能　孕产期的血碱性磷酸酶、血清转氨酶、乳酸脱氢酶(LDH)及血胆固醇轻度增高。血浆总蛋白及白/球比例有所下降。除了严重的妊高征患者外，正常妊娠尚不至影响药物的蛋白结合程度。血浆胆碱酯酶活力在孕期及分娩后短期均有下降。

4.胃肠系统　孕妇妊娠期间黄体酮分泌增多，而黄体酮具有松弛平滑肌的作用，加上受增大的子宫挤压，均可致胃排空能力减弱，排空延迟。同时，胎盘分泌的促胃酸激素的升高使得孕妇胃酸分泌增加。此外，妊娠后期分娩疼痛紧张不安，以及阿片类镇痛药都是延长胃排空的因素。孕期胃内压有增高而贲门括约肌张力降低，因此增加全身麻醉或意识改变时反流误吸的危险。研究表明，分娩孕妇进食后8～24h行超声检查，发现41%的孕妇胃内还存留固体食物。剖宫产全身麻醉误吸并发吸入性肺炎发生率约0.11%(同期妇科发生率仅0.01%～0.04%)，气道困难者更属高危。因此，对于择期剖宫产手术，应按要求严格禁食，而对于急诊手术，麻醉前都应按饱胃进行准备。

5.神经系统及对麻醉药的反应

(1)在孕期部位麻醉和全身麻醉用药均需减量。腹压与硬膜外腔压力增高、硬膜外腔和蛛网膜下腔容量减少，同时在孕期神经纤维对局部麻醉药敏感性增高，促进局部麻醉药扩散到膜受体部位。

(2)孕早期(10～12周)时吸入麻醉药MAC降低并持续到分娩后24～36h。因妊娠致内啡肽作用增强，提高孕产妇的耐痛阈。

6.其他系统的改变　在内分泌系统，孕妇促甲状腺激素、甲状腺激素分泌增多，机体基础代谢率增加。血清皮质醇浓度增加，说明孕妇肾上腺皮质激素处于功能亢进状态。孕期肾素-血管紧张素-醛固酮系统分泌增加，高肾素活性和高醛固酮可抵消大量黄体酮所致的排钠利尿及肾小球滤过率增高，起防止产生负钠平衡及血容量减少的代偿作用。

7.子宫血流　足月时子宫血流量为700mL/min。

椎管内麻醉及全身麻醉过深时血管扩张并发低血压可影响子宫血流。应用血管收缩药如去氧肾上腺素，尤其当升压过度时子宫血管阻力增加也会影响子宫血流量。子宫收缩频率或强度的持续增强(如缩宫素过量或胎盘早剥时)使子宫血流减少。

产科麻醉时常用麻黄碱或去氧肾上腺素治疗椎管内麻醉后的仰卧位低血压，增加心排血量和子宫血流，改善胎儿情况。但应注意麻黄碱可能诱发心动过速，因此建议首选去氧肾上腺素 50～100μg 分次静注。

8. 麻醉药经胎盘输送　影响药物经胎盘弥散因素有药物分子量、蛋白结合力、脂溶性、血浆中离解程度以及剂量大小。分子量小、蛋白结合力低、脂溶性高、易离解、剂量大的药物更易透过血-胎盘屏障。几乎所有的麻醉、镇痛、镇静药都能迅速通过胎盘。而对于神经肌肉阻滞药，包括去极化和非去极化肌松药，都因低脂溶性和高离解度而不易通过胎盘。对于琥珀胆碱，其剂量大于 50～100mg 时才能透过胎盘屏障。

二、麻醉选择

按照择期或急诊甚至是紧急手术以及产妇对麻醉的要求选择麻醉方法。麻醉要求安全、镇痛完善、母婴安全。鉴于产妇胃排空延迟、饱胃全身麻醉呕吐反流误吸麻醉的风险高，国内外均首选椎管内麻醉。①在美国，椎管内麻醉，包括腰麻、硬膜外阻滞或腰麻复合硬膜外阻滞麻醉占 84%（脊麻 40%，硬膜外阻滞 44%，全身麻醉 16%）。高危妊娠剖宫产也有选用局部浸润麻醉，尤适用于诸如脐带脱垂等高危剖宫产，胎儿娩出后可加用全身麻醉。②全身麻醉：适用于产妇大出血、妊娠高血压伴凝血障碍，孕产妇合并严重心肺疾患或脊柱畸形。据报道与麻醉有关的产科死亡率 82%发生于剖宫产，其中 52%为全身麻醉，因全身麻醉气道问题致麻醉死亡占 73%。③在腹内斜肌与腹横肌之间的神经筋膜层注射局部麻醉药可以阻滞前腹壁的神经，提供良好的腹壁镇痛，此腹壁区域阻滞的方法，称为腹横肌平面阻滞（transversus abdominis plane block，TAPB）以往相关报道大多集中在减轻术后疼痛和减少术后镇痛药的药量，腹横肌平面阻滞用于剖宫产全身麻醉的复合麻醉可以减少麻醉用药和应激反应，并可降低其他麻醉方式对血流动力学及呼吸系统的影响。与硬膜外镇痛相比，其不用考虑抗凝、低血压和感染等问题。但腹横肌平面阻滞的临床使用需要在超声引导下进行，并需要操作者有一定经验。

产科出血如胎盘早剥、前置胎盘以及脐带脱垂致胎儿窘迫需紧急行剖宫产。麻醉选择应根据胎窘程度、产妇的产科情况及参考产科医师意见决定不同方法。

1. 麻醉前评估

（1）孕妇病史采集以及行体格检查。对于高危产妇，术前产科医师、麻醉医师，以及多学科综合治疗小组之间应有一定的交流和沟通。

（2）血小板计数检查，对于患有妊高征产妇具有一定的指导意义，也是行椎管内麻醉的常规检查项目。

（3）预防误吸，麻醉前应严格禁食至少 6h。临产前给予胃酸中和药。对饱胃者，应留置胃肠减压或设法排空胃内容物。尽量避免全身麻醉。

2. 椎管内麻醉注意事项　椎管内麻醉用于剖宫产优点已被普遍认可，尤其适用循环疾患代偿期及妊娠高血压、先兆子痫的产妇。

但是因妊娠期腹压增高下腔静脉压迫硬膜外静脉丛瘀血，因此硬膜外阻滞必须警惕导管及局部麻醉药误入硬膜外静脉丛发生局部麻醉药毒性反应。

此外椎管内麻醉后易并发低血压等不良反应（SBP 小于 90mmHg 或较基础值下降 30%；文献报道脊麻低血压的发生率达 45%以上，硬膜外阻滞发生率为 15%～44%）。防治措施：①先开放静脉，心肺功能正常者预先用人工胶体或平衡液快速扩容 500～1000mL；②防治下腔静脉压迫低血压综合征，出现低血压时子宫向左推移，抬高右髋；③平卧及麻醉后即测定血压;④吸氧;⑤低血压时静注麻黄碱或去氧肾上腺素。

3. 全身麻醉注意事项

(1)应对气道困难做预先评估。警惕短颈、反颌等解剖异常。产妇常见面颔肥胖、颈短。

(2)必须准备气道困难相应技术设备。

(3)避免反复应用琥珀胆碱气管插管。

(4)气道困难,已禁食的产妇可考虑全身麻醉喉罩通气。

(5)全身麻醉应有 $P_{ET}CO_2$ 及 SpO_2 监测。

4. 气管内插管全身麻醉处理

(1)全身麻醉诱导时子宫向左推移或取床左倾卧位。

(2)麻醉诱导可以采用丙泊酚 1～2mg/kg,氯胺酮 1.0～1.5mg/kg 或加用 4%～6%地氟烷吸入,待患者意识消失后用琥珀胆碱 1～1.5mg/kg,或用 0.6mg/kg 罗库溴铵静注快速气管插管。

(3)麻醉维持可吸入地氟烷。待胎儿娩出后可加用麻醉性镇痛药,如芬太尼或瑞芬太尼,及苯二氮䓬类药物,如咪达唑仑,适当追加肌松药物。

(4)术毕待产妇完全苏醒后拔管。

(5)全身麻醉下过度通气($P_{ET}CO_2$ 小于 20mmHg)对胎儿不利,正压通气减少子宫血流,因氧离曲线左移不利血红蛋白向组织释氧,因此全身麻醉过程中应避免过度通气。

第三节　高危妊娠患者剖宫产麻醉

一、妊娠高血压综合征的麻醉

1. 病情特点

(1)临床上以高血压、蛋白尿为主要表现,可伴有水肿,严重者出现抽搐、昏迷,甚至死亡。基本病理生理改变为全身小动脉痉挛。包括先兆子痫及子痫(表 2-1),均需终止妊娠。

表 2-1　先兆子痫及子痫

轻度先兆子痫
血压大于 140/90mmHg 或较原基础值+30/15mmHg
全身水肿
蛋白尿大于 300mg/L(+++)
重度先兆子痫
血压大于 160/110mmHg
脑水肿症状(头痛、视力模糊)
少尿
血肌酐增高
肺水肿
上腹痛(右上腹痛)示肝脏损害(HELLP)
血小板减少甚至 DIC
子痫
先兆子痫诱发惊厥

(2)重度妊娠高血压综合征:含以下其中之一即可诊断。①血压不小于 160/110mmHg。

②蛋白尿不小于2.0g/d(或++)。③肾功能不全:血肌酐不小于106μmol/L。④持续性头痛或其他的脑/视觉障碍。⑤肺水肿或发绀。⑥持续性上腹痛。⑦肝脏损害:AST不小于500μ/L和/或严重右上腹疼痛。⑧乳酸脱氢酶升高(微血管病性溶血)。⑨血小板减少小于100×10^9/L。⑩胎儿发育迟缓。

在美国先兆子痫是产妇妊娠相关性死亡的主要原因,其死亡原因通常是脑血管意外,先兆子痫在孕妇中的发病率为6%~8%,其中75%为轻度,25%为重度。

2.麻醉前评估

(1)血常规:血细胞比容升高。重症产妇血小板减少,血小板功能异常,但出血时间检验未必异常。如伴有肝损等其他凝血功能障碍,或病情发展迅速,椎管内麻醉应属禁忌。

(2)血浆白蛋白及24h尿蛋白计量。

(3)血电解质:除血K^+、Na^+、Cl^-外还需查血Mg^{2+}。

(4)胸片或胸透、心电图、心脏彩超等检查结果。检查患者是否存在心力衰竭或肺水肿并行心功能分级。

(5)尿常规,肾功能示肌酐增高。

(6)肝功能损害:HELLP综合征(溶血、肝脏酶增高、血小板减少)。

(7)凝血功能:出凝血及DIC全套。

(8)检查气道,重度妊高征患者上呼吸道水肿发生率通常进一步加重,评估是否存在困难气道。

(9)了解治疗用药,包括药物种类和剂量,最后一次应用抗凝药物和降压药的时间以及使用保胎药物的时间剂量,评估患者血压控制情况。

3.术前用药

(1)不建议常规术前用药(如阿托品,心率的增加可增加产妇的耗氧)。

(2)降压药持续至术前,可应用α受体、β受体拮抗药;血管紧张素转换酶抑制剂因可导致新生儿少尿和无尿,甚至引起死亡,不建议使用。

4.麻醉选择　先兆子痫患者麻醉方法如下。

(1)椎管内麻醉的交感神经阻滞作用对先兆子痫是优选的麻醉方法。但应调控血压,避免低血压加剧胎盘供血不足。硬膜外阻滞优于脊麻,也可选择小剂量的腰-硬联合麻醉。椎管内操作前保守扩容,去氧肾上腺素升压优于麻黄碱,血压调控的目标是保持母体血压接近胎盘子宫灌注的基础血压,收缩压低于160mmHg,预防脑血管并发症,注意观察血小板计数变化趋势,并及时做出判断。限制入量,积极应用α受体激动剂治疗低血压。注意完善镇痛和术后镇痛可阻滞儿茶酚胺释放及其收缩血管作用。无凝血异常、无DIC、无休克和昏迷、心功能为Ⅰ~Ⅱ级的产妇首选椎管内麻醉。

(2)以下情况可选择全身麻醉:2周内没有血常规、出凝血报告;血小板低于7×10^9/L,PT时间延长;1周内有阿司匹林服药史,1d内有肝素用药史;自述有明显出血倾向者;口服华法林停药小于3d或INR大于1.2。

(3)穿刺部位局部疼痛或破损,腰椎疾病有手术史或特殊治疗史。

(4)精神疾病或无法配合穿刺操作者;患者或家属不能理解椎管内并发症并知情同意者。

(5)合并心衰、肺水肿且心功能为Ⅲ级及以上者。

(6)其他操作者认为不宜进行椎管内穿刺的情况。

5.麻醉准备

(1)麻醉机安全检查,检查监护仪、氧气、吸引器、气管插管用具等通气设备。

(2)药物准备:预防反流/误吸药物:甲氧氯普胺、制酸剂或50mL碳酸氢钠;血管活性药:麻黄碱(30mg稀释至6～10mg/mL)、阿托品、去氧肾上腺素100μg/mL、艾司洛尔、乌拉地尔、佩尔地平、硝普钠、硝酸甘油;复苏用品,包括新生儿复苏器械及抢救药品。

6.麻醉方法

(1)监测:常规BP、ECG、SpO_2监测及胎心监测。

(2)开放外周静脉给予静脉补液。

(3)术前符合重度子痫前期诊断者常规局部麻醉下行桡动脉穿刺置管测压并行动脉血气检测。

(4)合并心衰、肺水肿、心功能Ⅲ级及以上、循环不稳定者于局部麻醉下行颈内静脉穿刺置管测压。

(5)麻醉操作。①椎管内麻醉具体操作同产科椎管内麻醉;椎管内麻醉用药根据患者体重、身高及循环等全身状况综合情况决定,可较普通产科椎管内麻醉用药量减小;根据患者各项生命体征运用血管活性药物,维持循环、呼吸稳定。②全身麻醉具体操作同产科全身麻醉;麻醉诱导和维持期间根据患者情况运用血管活性药物减小血流动力学波动,维持循环稳定;有心衰、肺水肿患者及时给予利尿强心等对症处理。

7.术中补液及用药

(1)首选乳酸钠林格液,夹断脐带后静脉缓慢滴注含有20IU缩宫素的100mL生理盐水,心功能及循环状况差者可考虑不予缩宫素静滴,继而给予抗生素。

(2)若术中出血量大,患者循环、呼吸不平稳者可根据患者术前术中情况给予胶体及相应血制品补充血容量。

(3)入室开放外周静脉后给予地塞米松5mg,如产妇术前有激素用药史,需注意手术当日用药情况,手术当日激素药物剂量需加倍使用,并注意与手术医师沟通。

8.注意事项

(1)麻醉力求平稳椎管内麻醉时阻滞平面控制于T_6以下;全身麻醉插管应尽量减轻应激反应减少插管引起的血压波动,麻醉期间发生高血压可采用吸入麻醉药,避免使用氯胺酮。对呼吸、循环功能尽力调控在生理安全范围内。

(2)椎管内麻醉时应注意血管扩张药与椎管内麻醉的协同作用,避免发生低血压,血压不应降至过低,控制在120～150/60～90mmHg对母婴最有利。多种抗高血压药如拉贝洛尔、乌拉地尔、硝酸甘油和硝普钠可用于预防和治疗产妇全身麻醉时特别是在诱导和插管时的急性高血压反应。

(3)预防仰卧位低血压综合征,入室后将手术床左倾15°～30°,确保静脉输液通道,如若发生,可适当输晶体液或人工胶体,静脉注射麻黄碱5～10mg或去氧肾上腺素50～100μg,心动过缓可静注阿托品0.3～0.5mg。

(4)椎管内麻醉时呼吸抑制多发生在高平面阻滞,应立即面罩给氧,必要时给予辅助呼吸。

(5)维护心、肾、肺功能适度扩容,以血红蛋白、血细胞比容、中心静脉压、尿量、血气分析、电解质检查为依据，调整血容量，维持电解质和酸碱平衡。

(6)积极处理并发症凡并发心力衰竭、肺水肿、脑出血、DIC、肾衰竭、HELLP 综合征时，应按相关疾病的治疗原则积极处理。

(7)对接受硫酸镁治疗的患者应减低非去极化肌松药的剂量。

(8)做好新生儿窒息的抢救准备。

(9)麻醉手术后椎管内麻醉测阻滞平面消退至 T_8 以下方可送回病房；手术结束若患者生命体征不稳定，应送入 ICU 病房，继续予以监护治疗，直至患者脱离危险期。

9.妊娠高血压综合征合并心力衰竭的麻醉

(1)麻醉准备：重度妊娠高血压综合征多伴有贫血，心脏处于低排高阻状态，当有严重高血压或上呼吸道感染时，极易发生心力衰竭。麻醉前应积极治疗急性左心衰竭与肺水肿，快速洋地黄化，脱水利尿，酌情使用吗啡和降压，使心力衰竭控制 24～48h，待机选择剖宫产。

(2)麻醉管理：麻醉前根据心力衰竭控制程度，给予去乙酰毛花苷 0.4～0.8mg，呋塞米 20～40mg 静注以减轻心脏负荷。同时常规吸氧，维护呼吸和循环功能平稳。行有创动脉压监测和中心静脉压监测，对于病情特别严重患者根据需要行肺动脉压监测。定时记录尿量和尿比重，监测肾功能，预防感染，促使病稳定和好转。

(3)麻醉选择：如产妇可耐受穿刺，可选硬膜外阻滞，有利于降低外周血管阻力和心脏后负荷，改善心功能。全身麻醉应选用对心脏无明显抑制作用的药物，麻醉诱导平稳，预防强烈的应激反应，同时选用药物应避免对胎儿抑制作用。

(4)注意事项。

术中和术后，可能并发肺水肿(发生率高达 2%～3%)。对重度先兆子痫应加强对血流动力学的全面监测(如 CVP 及 PCWP)。产妇合并有水肿，麻醉前扩容量应酌减，阻滞作用出现后稍增加输液。

低血压时用麻黄碱及去氧肾上腺素宜酌情减量。术后应随访下肢感觉和运动变化。

有产前大出血或凝血障碍的先兆子痫剖宫产应选择气管内全身麻醉。同时注意选用合适的扩血管药物或 β 受体阻滞药控制血压与心率。

产程结束应观察麻醉及镁剂可能对宫缩抑制作用。观察产妇镁剂治疗致高镁血症可致新生儿 Apgar 评分降低，需用钙剂拮抗。

子痫惊厥的防治：硫酸镁静注(负荷量 4g 大于 15min 慢注，维持量 1～3g/h 滴注)。应注意高镁血症对全身麻醉肌松药的影响及其严重不良反应(表 2-2)。

表 2-2　血镁浓度增高的效应

临床表现	血镁(mmol/L)
正常血(浆)镁浓度	0.7～1.15
治疗时血镁	2～3
ECG 变化(P-Q 间期延长，QRS 增宽)	2.5～5
深腱反射消失	5
窦房及房室阻滞	7.5
呼吸肌麻痹	7.5
循环停止(心跳停止)	12.5

二、前置胎盘及胎盘植入产妇麻醉

产妇出血的主要危险因素：前置胎盘，胎盘早剥，胎盘植入合并妊高征等。在我国产科出血死亡率在逐年下降，但出血导致死亡仍占产科死亡率第一位。产科出血特点是：显性出血，剥离面出血经阴道流出；隐性出血，血液集聚在子宫和胎盘之间容易低估出血量，量多者可达4000mL，危及生命。

产科出血的同时常可以引起 DIC。产科出血时麻醉需要注意：由于患者血流动力学不稳定及凝血功能障碍，麻醉选择应首先选择全身麻醉而不是椎管内阻滞，加强麻醉监测：动静脉监测＋血气监测＋凝血功能监测，对估计大出血患者及时备血后并积极术前准备，尽量备血后再行手术或同时进行；对有潜在性出血可能的患者，应术前备足血源。

发现大出血时应及时补充红细胞悬液、纤维蛋白原、凝血酶原复合物、冰冻血浆和血小板。孕产妇进行自体血回输需慎重；产妇大出血而无法及时获得血源期间可以考虑自体血回输，需要警惕羊水栓塞的可能。

1. 术前评估

(1)了解前置胎盘及胎盘植入深度，评估手术出血程度。

(2)了解患者血常规，血生化，尿便常规检查。

(3)了解患者促凝血功能，DIC 全套检查结果。

(4)了解患者心电图、胸片或胸透检查结果，评估患者心肺功能。

(5)了解患者既往史、现病史、手术麻醉史。

2. 麻醉准备

(1)入室后行 ECG、BP、SpO_2 监测。

(2)开放外周静脉。

(3)局部麻醉下行桡动脉穿刺置管检测 IABP 并检测动脉血气。

(4)局部麻醉下行双腔颈内静脉穿刺并监测 CVP。

3. 麻醉方法　可选择全身麻醉或椎管内麻醉。

4. 注意事项

(1)入室后即行预扩容，根据患者术前血常规、血生化及血气结果给予预充血容量，同时注意 IABP、CVP 变化防止心衰发生。

(2)术前已行子宫动脉置管的患者麻醉方法选择全身麻醉。

(3)患者入室后调整手术床左倾 15°。

(4)对于出血多，有可能导致 DIC 及术后需行 DSA 治疗的患者，术毕暂时保留硬膜外导管。

(5)新生儿娩出前做好呼吸，循环抢救准备，积极协助新生儿科及产科医师共同抢救。

(6)做好 DIC 防治工作，积极联系输血科做好各种成分输血准备。

(7)记录尿量，防治急性肾功能衰竭。

(8)对术中出血量大，术中术毕循环、呼吸及内环境不稳定的患者可考虑送往 ICU 进一步治疗。

三、胎盘早剥产妇的麻醉

术前评估和麻醉准备同上。

1. 麻醉方法　一旦明确诊断为胎盘早剥，需行全身麻醉。

2. 注意事项

(1)根据患者术前血常规，血生化数值，入室后即行预扩容。

(2)患者入室后调整手术床左倾15°。

(3)注意术前，术中出血量变化，密切观察产妇循环，呼吸及内环境变化。

(4)做好DIC防治工作，积极联系输血科，做好各种成分输血准备。

(5)准备好血管活性药物，强心利尿药等控制血压，防治低血压和心衰发生。

(6)新生儿娩出前做好呼吸，循环抢救准备，积极协助新生儿科及产科医师共同抢救。

(7)记录尿量，防治急性肾衰竭。

(8)对术中出血量大，术中术毕循环，呼吸及内环境不稳定的患者可考虑送往ICU进一步治疗。

四、脐带脱垂产妇的麻醉

1. 术前评估　术前评估和麻醉准备同上。

2. 麻醉方法　选择全身麻醉。

3. 注意事项

(1)入室后给予吸氧预防产妇缺氧。

(2)术中严密监测产妇循环改变，防治低血压发生。

(3)加强胎儿监护，做好新生儿抢救准备。

五、妊娠合并心血管病患者剖宫产麻醉

1. 妊娠与心脏病的相互影响　妊娠期循环血量从6周起逐渐增加达30%～50%，至32～34周时达高峰。心排血量亦相应增加，心率增快较非孕期平均10次/min，体循环阻力随孕期呈进行性下降，可达30%。妊娠期水钠潴留，胎盘循环建立，体重增加，随子宫增大膈肌上升心脏呈横位，因而妊娠期心脏负荷加重。此外，妊娠期血液处于高凝状态，增加了血栓的危险，可能需要抗凝治疗，尤其是瓣膜置换术后的患者。

因母体妊娠期活动受限与遗传基因的影响；长期低氧，故发生早产，宫内生长迟缓，先天畸形，胎死宫内，胎儿窘迫，新生儿窒息等的发生率均高于正常孕产妇。

2. 剖宫产对血流动力学的影响　产妇平卧位可发生仰卧位低血压综合征，可将手术床左倾15°，并将子宫推向左侧。胎儿取出后，腹腔压力骤减，大量血液积聚于腹腔，使回心血量骤减，可适当给予腹部加压并小剂量泵注血管活性药物(多巴胺、去氧肾上腺素、去甲肾上腺素等)；在胎盘娩出子宫收缩后，大量血液回到体循环，增加心脏负荷；使用收缩子宫平滑肌药物加强子宫收缩后，血液回到体循环量增加，增加心脏负荷，需注意严格控制补液，适当强心利尿，防治心衰。

3. 术前评估

(1)术前评估内容：除术前常规访视项目外，需特别注意以下几项。①心脏病性质，病程长短，心脏并发症既往史。②是否肺动脉高压及程度。③心功能分级及血BNP数值。④术前心脏彩超及射血分数。⑤是否有严重心律失常。⑥是否合并心源性肺水肿。⑦是否发绀等。

(2)心脏病产妇孕期出现心血管并发症的高危因素如下。①妊娠前心功能 NHYA 分级大于Ⅱ级。②左室射血分数小于 40%。③左室流出道梗阻。④二尖瓣口面积小于 $2cm^2$。⑤主动脉瓣口面积小于 $1.5cm^2$。⑥合并有临床症状的心律失常。⑦休克或心衰病史。⑧右向左分流的先天性心脏病等。

(3)心脏病产妇椎管内麻醉禁忌证如下。①抗凝药使用。②重度肺动脉瓣狭窄。③重度主动脉瓣狭窄。④右向左分流。⑤明显血流动力学损害。⑥重度肺动脉高压。⑦肥厚梗阻性心肌病。⑧其他椎管内麻醉常规的禁忌证。

4. 心脏病产妇围手术期监测指标

(1)常规监测：ECG、呼吸、SpO_2、BP、尿量。

(2)特殊监测：IABP、CVP、无创心排血量监测、肺动脉导管测压、经食道心脏超声监测。

5. 先天性心脏病产妇的麻醉

(1)左向右分流型如房间隔缺损，室间隔缺损和肺动脉导管未闭等先天性心脏病或先天性心脏病矫正术后少量残余左向右分流，心功能Ⅰ～Ⅱ级，无合并肺动脉高压或仅轻度肺动脉高压者一般能耐受妊娠期心血管系统的变化，剖宫产麻醉处理同正常人。

(2)大量左向右分流或双向分流型，心功能大于Ⅱ级，合并中重度肺动脉高压者，剖宫产麻醉首选全身麻醉。

(3)右向左分流型，这类产妇体循环血压下降可加重右向左分流及发绀，故麻醉首选全身麻醉，麻醉处理原则包括：①保持血流动力学稳定，避免任何可能导致体循环阻力下降的因素，加重右向左分流；②实施 IABP 和 CVP 监测，一旦出现体循环压下降，给予及时处理；③应用漂浮导管或 TEE 测定右心室舒张期末容量可以准确反映前负荷，作为容量监测指标优于 CVP；④维持相对稳定的血容量和回心血量；⑤充分镇痛，避免低氧血症、高碳酸血症和酸中毒，以防肺循环阻力进一步增加；⑥避免使用抑制心肌的药物，麻醉期间要保证充分氧供；⑦全身麻醉正压通气期间应避免气道压过高，以免影响静脉回流，使心排血量减少；⑧产妇在术后仍处于高危状态，应继续监护治疗。

6. 心脏瓣膜疾病产妇的麻醉　瓣膜性心脏病以风湿性心脏病为主要原因，由于妊娠期血容量增加、外周循环阻力降低使心排血量增加，因此，反流性心脏瓣膜病的孕产妇的耐受性较好。相反，狭窄性心脏瓣膜病由于妊娠期血容量增加并不能使心排血量增加，因此患者耐受性较差。

(1)二尖瓣狭窄：最主要的病理生理改变是二尖瓣口面积减小致左室血流充盈受阻，随病程进展，左室充盈不足，射血分数降低，同时左房容量和压力增加，导致肺静脉压和肺小动脉楔压升高，最终可发展至肺动脉高压、右心室肥厚扩张、右心衰竭。妊娠能加重二尖瓣狭窄，解剖上的中度狭窄可能成为功能性的重度狭窄。绝大多数患者可选择硬膜外阻滞，少数病情危重的产妇，施行剖宫产应用全身麻醉。麻醉处理原则包括：①避免心动过速，导致心室充盈减少；②保持体循环压力稳定，及时纠正低血压，以利于组织器官的灌注；③保持适当的循环血容量；血容量的突然增加可能导致产妇并发房颤、肺水肿和右心衰等；④避免加重肺动脉高压，尤其是前列腺素类子宫收缩剂的应用；⑤应分次、小量、逐步增加硬膜外给药；⑥在血流动力学监测的指导下，谨慎管理麻醉并进行合理输液；⑦由于术前禁食和 β 受体阻滞剂以及利尿剂的使用，椎管内麻醉易导致低血压的发生，麻黄碱可能导致心动过速，此时应避免使用。小剂量去氧肾上腺素提升产妇血压同时，对胎盘血流无明显影响，可推荐使用。

(2)主动脉瓣狭窄:重度主动脉瓣狭窄(瓣口面积小于1.0cm²)时,跨瓣膜压差可达50mmHg,导致左心室排血受阻,使左心室压力负荷增加、室壁张力增加,最终左室壁肥厚,每搏心输出量受限。麻醉处理原则包括:①尽可能维持窦性心律,避免心动过速和心动过缓;②硬膜外阻滞或全身麻醉均需谨慎选用,其中重度主动脉瓣狭窄患者禁用硬膜外及蛛网膜下腔阻滞;③重度主动脉瓣狭窄的患者应建立有创血压监测,跨瓣压大于50mmHg时需考虑行肺动脉压监测;④参考CVP及/或PAWP维持足够的前负荷以保证左心室有充足的每搏输出量;⑤围手术期避免血压波动过大;⑥如行硬膜外麻醉给药时要多次小剂量增加剂量,避免严重低血压;⑦全身麻醉时应避免使用有心肌抑制的吸入麻醉药;⑧尽量避免使用缩宫素;⑨术中低血压可用小剂量去氧肾上腺素。

(3)二尖瓣关闭不全:患者大多能耐受妊娠,如合并有并发症如房颤、细菌性心内膜炎、全身栓塞和妊娠期肺充血则麻醉耐受较差。麻醉选择上首选连续硬膜外或腰硬联合阻滞麻醉,可降低阻滞区域的外周血管阻力,增加前向性血流,有助于预防肺充血。有椎管内麻醉禁忌证的可选用全身麻醉。麻醉处理原则包括:①保持轻度的心动过速,较快的心率可使二尖瓣反流口相对缩小;②维持较低的外周体循环阻力,降低后负荷可有效降低反流量;③避免应用心肌抑制的药物;④其他术中监测和注意事项同二尖瓣狭窄。

(4)主动脉瓣关闭不全:主动脉瓣关闭不全时左心室容量超负荷产生的扩张和心肌肥厚,导致左室舒张末期容量降低以及射血分数降低等,随着疾病的进展可发生左心衰竭,肺充血及肺水肿等。妊娠期心率轻度增加,可相对缓解主动脉关闭不全的症状。麻醉首选硬膜外阻滞,此种麻醉可降低外周循环阻力,降低后负荷,预防急性左心室容量超负荷。麻醉处理原则包括:①避免心动过缓,应维持心率在80～100次/min之间;②避免过快降低前负荷;③避免增加外周循环阻力;④避免使用加重心肌抑制的药物;⑤合并有充血性心衰的产妇需进行有创监测。

(5)瓣膜置换术后的患者:妊娠合并瓣膜性心脏病有许多患者在产前施行了瓣膜置换术。对于此类患者应注意以下情况。①心功能改善程度,换瓣术后心功能如为Ⅰ～Ⅱ级,其心脏储备能力一般可耐受麻醉。②术后心功能仍为Ⅲ～Ⅳ级者,随时都可发生心力衰竭或血栓栓塞的危险,建议按照原发疾病及目前状况参照科室常规处理。③是否有血栓形成、瓣膜流出口大小、有否心内膜炎及溶血等情况。④重点关注抗凝剂的使用情况;抗凝治疗患者停药的时间及麻醉方式选择参照有关常规。

7.围生期心肌病　围生期心肌病(peripartum cardiomyopathy,PPCM),是指既往无心脏病史,又排除其他心血管疾病,在妊娠最后1个月或产后5个月内出现以心肌病变为基本特征和充血性心力衰竭为主要临床表现的心脏病。该病病理生理学改变主要是心肌受损,心肌收缩储备能力下降。分娩和手术应激都可增加心脏做功,如心率增快、心搏量增加、心肌收缩加强等,导致心肌氧耗增加,进一步加剧心肌损害,舒张末期容量增加、心排血量下降,最终导致心室功能失代偿。

麻醉处理原则包括:①麻醉前需做好充分的术前准备,常需抗心衰治疗及抗凝治疗;②麻醉选择注意全身麻醉和椎管内阻滞麻醉都可选用,全身麻醉时可选用依托咪酯等对心血管影响较小的药物,硬膜外阻滞时应分次注射小剂量局部麻醉药,控制麻醉平面,避免血流动力学急剧改变;③避免使用抑制心肌的药物,控制心率,避免增加心肌氧耗的各种因素;④调控心脏前后负荷;⑤谨慎使用利尿药和血管扩张药;⑥谨慎使用缩宫素。

六、羊水栓塞

1. 病情特点　羊水栓塞占分娩率的 1∶(10000～80000)，病情危急死亡率高(86%)，羊水栓塞很难预测，主要有以下三个高危因素：高龄、剖宫产和多次分娩。羊水栓塞是产科手术最严重的并发症，一旦发生死亡率高。羊水栓塞的病理生理特点：过敏性休克、急性呼吸循环衰竭、急性弥散性血管内凝血(DIC)等。

2. 临床表现　常出现寒战、烦躁不安、咳嗽、气急、发绀、呕吐等前驱症状。随之出现突然呼吸困难、发绀，迅速进入昏迷，休克。

3. 诊断　主要根据典型的临床表现，迅速做出初步诊断并立即组织抢救，尽量维持呼吸循环稳定。积极抢救的同时注意进行必要的辅助检查(X 线片、DIC 全套等)，但不需等待检查结果再进行处理。

4. 抢救措施

(1)抗过敏：出现过敏性休克应该给予大剂量皮质激素，常选用氢化可的松、甲泼尼龙等。

(2)气管插管，控制呼吸，调整呼吸参数，保证充分给氧。

(3)解除肺动脉高压，可给予前列地尔(又称前列腺素 E_1)、氨茶碱、罂粟碱、酚妥拉明等。

(4)抗休克，建立有创血流动力学监测，指导扩充血容量、纠正酸中毒、适当给予血管活性药物等。

(5)防治 DIC，尽早使用小剂量肝素，并在给肝素的基础上输新鲜血，并补充纤维蛋白原、血小板悬液及新鲜冰冻血浆等，及时复查 DIC 相关指标，了解疾病进展分期，指导用药。

(6)预防心力衰竭，可用快速洋地黄制剂如去乙酰毛花苷，常规适当使用利尿剂。

(7)注意子宫收缩情况，继续产科及其他支持对症处理。

第四节　孕期及孕前期手术麻醉

一、人工流产的镇静与镇痛

由于各种原因中止早期妊娠或药物流产失败的患者，需进行人工流产。对于精神较为紧张的患者，或手术操作较为复杂的患者，可以考虑施行麻醉。

1. 手术特点　目前大部分医院人工流产术包括负压吸引和刮宫术。患者取膀胱截石位，常规外阴阴道消毒铺巾，双合诊后放入窥阴器暴露宫颈，再次消毒宫颈和宫颈管，钳夹宫颈前阴唇或后阴唇，放入子宫探针了解子宫方向和深度。依次使用不同型号宫颈扩张器扩张宫颈，直至负压吸引头可以置入。负压吸引后，在阴道后穹窿放置盐水纱布，用刮勺按一定顺序分别刮取各壁。最后检查有无活动性出血，选择是否使用缩宫药物局部注射并结束手术。大部分患者在进行宫颈扩张时有强烈疼痛，尤其是首次施行此类手术者，所以建议在进行宫颈扩张之前就给予缓解镇痛。

2. 麻醉选择和配伍　对于施行人工流产的患者，可以采用低位椎管内麻醉或静脉全身麻醉。由于多数医院的人工流产患者在门诊或日间病房进行，为使周转更快，也为了患者可以尽早恢复离院，基本上对于此类患者均采取静脉全身麻醉。

(1)镇静药：咪达唑仑具有顺行性遗忘作用，但咪达唑仑为水溶性药物，分布半衰期

7.2min，清除半衰期2.5h(2.1～3.4h)，肥胖患者可延长到8.4h。对于需要尽快离院的患者，如使用咪达唑仑则定向力、肌力等恢复明显延长。丙泊酚起效快，停药后10min内即可苏醒，静注丙泊酚2.5mg/kg，约经1次臂-脑循环时间便可发挥作用，90～100s作用达峰值。持续时间5～10min。因此，丙泊酚是人工流产的基本用药。

(2)镇痛药：最常用的芬太尼在0.025～0.1mg剂量下，呼吸抑制发生率比较低。瑞芬太尼符合此类短小手术操作的麻醉，但有剂量和注药速度相关的呼吸抑制，所以使用时一定要保证呼吸抢救设备，药物浓度要低，给药速度要慢。地佐辛是阿片类μ受体部分激动剂，在其常规剂量使用下，发生呼吸、循环抑制率低，可以和镇静药物合用。

(3)镇静药与镇痛配伍：①丙泊酚与芬太尼；②丙泊酚与瑞芬太尼；③丙泊酚与地佐辛。

上海交通大学医学院附属仁济医院人工流产麻醉，采用丙泊酚复合瑞芬太尼或芬太尼。对于极其紧张的患者开放静脉后可先给予咪达唑仑1～2mg，在手术医师完成双合诊后开始缓慢推注丙泊酚(1～1.5mg/kg)，随后缓慢静注浓度为5～10μg/mL的瑞芬太尼0.8～1.5μg/kg或者0.05～0.1mg芬太尼。随着扩宫器张开，若患者表现体动、皱眉等不适，可适当追加瑞芬太尼。扩宫结束后可以停止给药，手术操作完成，多数患者可以苏醒。此类麻醉最好能有相对固定的麻醉医师实施，可以和妇产科医师更好地配合。丙泊酚和瑞芬太尼给药一定要缓慢，过快易引起血压的剧烈波动和一过性的呼吸抑制。同时，由于对药物起效各人均有一定差异，在给首剂药后，若效果不好，可观察1～2min后，再判断是否需要追加。需要避免药物尚在输液管中，手术已经结束；或给药过“猛”，患者发生屏气，术后清醒时间延长。

3.注意事项

(1)虽然此类手术短小，患者年龄较轻，但仍需要在术前全面了解患者的一般情况，特别是有无并发症，是否达到6h禁食要求，以及是否过度肥胖或低体重。

(2)严密观察患者的生命体征，进行标准的呼吸循环监测。

(3)缓慢静注镇静药和镇痛药，避免因静注过快引起呼吸抑制，如遇SpO_2小于95%时应托起患者下颌，并用面罩辅助通气。

(4)为了防止扩宫颈时的心血管反应，术前可以给予适量的阿托品，并常规抽取阿托品、麻黄碱药物备用。

(5)对于有中、高风险呕吐的患者，术前可给予昂丹司琼、托烷司琼等预防。

4.离院标准　术后患者需要达到以下标准才可离开医院：①完全苏醒，能正常交流，生命体征平稳；②无恶心、呕吐、头痛、头晕、四肢酸软等症状；③能自主站立，能安全活动，步态正常；④必须有家人陪同；⑤麻醉后24h内不能驾车、登高或机械操作；⑥医师全面评估后，确保安全的前提下方可离开医院。

二、宫颈缝扎麻醉选择流程及用药

1.手术特点　宫颈功能不全也称宫颈内口松弛症，是导致复发性流产和早产的原因之一。目前临床治疗办法是宫颈缝扎术，其目的是增加宫颈的承受力，改善妊娠结局。大多数手术时间在孕16～24周。经阴道术式手术时间不会超过30～40min。

2.注意事项　麻醉处理常涉及保障孕妇和胎儿的围手术期安全及孕妇特殊的生理改变，因此施行麻醉时需考虑以下几个方面。

(1)孕妇妊娠期间生理状态的改变。

(2)麻醉药对胎儿的潜在影响。

(3)子宫胎盘灌注和胎儿氧合的维持。

(4)早产的预防和治疗。

3. 可能致胎儿畸形的麻醉药

(1)氧化亚氮长期吸入有微弱致畸作用,同时吸入异氟烷或氟烷可降低对胎儿的伤害作用和氧化亚氮的致畸作用。其余吸入麻醉药、静脉麻醉药、镇痛药及局部麻醉药均广泛且安全应用于孕妇的临床麻醉。

(2)可导致胎儿致畸的药物或因素:ACEI 类药、酒精、雄激素、抗甲状腺素药、卡马西平、化疗药、可卡因、双香豆素、己烯雌酚、铅、锂、汞、苯妥、辐射大于 5rad、链霉素/卡那霉素、四环素、沙利度胺、三甲双酮、丙戊酸等。

4. 术前准备

(1)术前访视术前需告知患者手术和麻醉对母体和胎儿的影响。应向孕妇解释先天畸形、胎儿流失、早产等方面的风险。就麻醉安全性和未见明确致畸性对孕妇进行心理安慰。

(2)预防胃内容物误吸,可在诱导前给予 H_2 受体拮抗剂。

(3)对于紧张的产妇,术前可给予抗焦虑药(如咪达唑仑 1mg)。

(4)孕 20 周后,需要预防主动脉腔静脉受压,孕妇置于左倾位。

5. 硬膜外或蛛网膜下腔麻醉　具体用药可根据患者身高、体重确定用药剂量,术中注意麻醉平面不低于 T_{10},但尽量不高于 T_6。

(1)产妇入室后即开放外周静脉。

(2)面罩吸氧并监测无创血压、ECG 和 SpO_2。

(3)术中血压降低(超过术前基础值的 20%或收缩压小于 90mmHg)时,静脉注射血管活性药物。

6. 全身麻醉　仅用于存在椎管内麻醉禁忌证的患者。避免应用对胎儿影响大及致畸的麻醉药物。

(1)诱导用 100%纯氧预氧合 3～4min,快速顺序诱导,推荐使用小号气管插管(6.0～7.0mm)可减少黏膜损伤。应避免鼻插管,以免引起出血。

(2)术中维持推荐使用中等浓度的挥发性麻醉药小于 1.5～2.0MAC 和高浓度的氧气(FiO_2 大于 0.5)。避免对孕妇进行过度通气,$P_{ET}CO_2$ 应维持在正常范围。接受镁剂保胎治疗的患者,给予肌松药后肌肉麻痹的时间延长,所以推荐减少肌松药的剂量。

(3)术中监测除常规监测外,需特别关注氧合、二氧化碳分压、血压和血糖。

(4)麻醉复苏如使用抗胆碱酯酶药时注射要慢,剂量不宜过高,以免乙酰胆碱快速增多引起宫缩。

7. 监测　胎儿术前、术中及术后监测胎儿情况以指导维持宫内环境处于最佳状态,术后监测子宫收缩状态。麻醉后恢复期间应监测 FHR 和子宫活动度。

三、取卵的镇静与镇痛

目前育龄夫妇无法正常怀孕的比率高达 8%～10%。辅助生殖技术需要获得女方成熟的卵子,以和精子结合。

1. 手术特点

(1)人工取卵方式：经阴道B超引导，将取卵针穿过阴道穹窿，直达卵巢吸取卵子，并立即在显微镜下将卵子移到含胚胎培养液的培养皿中，置37℃的培养箱中培养。取卵后4～5h将处理后的精子与卵子放在同一个培养皿中，共同培养18h后，可在显微镜下观察受精情况。

(2)随后依据患者的年龄、曾经怀孕与否及胚胎的质量，决定移植胚胎的数目，多余的胚胎可冷冻保存。

2. 麻醉方法

(1)取卵的操作可以在局部麻醉下或无麻醉条件下完成，但多数患者会有较强的疼痛感。上海交通大学医学院附属仁济医院采用短效静脉麻醉药，基本可满足快起效、快清醒的要求。

(2)在患者放置截石位，消毒铺巾后，静注丙泊酚(1～2mg/kg)，随后瑞芬太尼(0.5～1μg/kg)，根据患者反应，取卵持续时间(麻醉医师可同时观察B超显示)，逐次追加瑞芬太尼(10～20μg/次)。若卵泡数量较多，在手术换另一侧时可以追加丙泊酚10～30mg。

3. 注意事项

(1)患者年龄虽较轻(25～35岁)，但也应有完善的呼吸循环监测，准备好气道支持与抢救设备。由于此类手术在手术室外，需要配备足够的人力，以便发生情况时可以及时处理。

(2)由于术前激素的使用，阿片类药物的作用，手术操作的刺激，患者虽然术前严格禁食，往往也容易发生术后恶心呕吐。术前可常规给予5-HT阻滞剂，如托烷司琼等；术后应让患者尽早起床，完全清醒后考虑尽早进食。

(3)个别患者术后会出现腹胀、腹水(甚至胸腔积液)、卵巢增大、胃肠道不适、少尿等症状，称为卵巢过度刺激综合征，症状会持续两个多月才逐渐消除，此类患者有较多卵泡或E_2较高水平时，可以在取卵时静脉输注人工胶体，增加患者的胶体渗透压，可能会减轻相关症状。

(4)取卵手术操作可能有并发症，如感染、血肿、腹腔出血、皮样囊肿破裂、肠道和子宫损伤等。取卵后应用B超对盆腔情况全面评估，来源于卵巢或血管的活动性出血应用阴道探头或海绵条直接压迫止血，同时可以静脉给予止血药物。对于术后主诉有剧烈疼痛的患者要排除相关可能并发症后方可允许其离院。

四、孕妇非产科手术麻醉

1. 手术和麻醉的影响

(1)在妊娠最初的2周内，孕妇手术时如有缺氧或药物的影响，容易导致胚胎死亡。

(2)孕期60d内是胎儿器官形成的关键时期。在动物实验中，不少麻醉药及麻醉前用药，包括一些吸入麻醉药及局部麻醉药都能导致畸形及畸胎。但临床上，麻醉药的致畸作用尚无报道。但母体遭受应激、缺氧、高碳酸血症及低血糖等改变都可能危及胎儿。

(3)腹内手术易引起流产和早产。高浓度吸入麻醉药、胆碱酯酶抑制剂、氯胺酮、血管收缩药等的应用，能导致子宫肌张力的改变，应用必须慎重。

(4)已证实胎儿致畸的药物或因素包括：ACEI类药、酒精、雄激素、抗甲状腺素药、卡马西平、化疗药、可卡因、双香豆素、己烯雌酚、铅、汞、苯妥英钠、辐射大于5rad、链霉素、卡那霉素、四环素、沙利度胺、三甲双酮、丙戊酸、维生素A衍生物等。

2. 麻醉选择和处理原则

(1)除非必要手术，尽可能延至胎儿娩出，或至孕中期以后进行手术。

(2)请产科医师协助术前评估并告知患者。

(3)尽可能避免全身麻醉，可选择使用区域麻醉。

(4)注意孕妇在全身麻醉前是否饱胃，须在诱导前 20～60min，给予抗胃酸的药物防止误吸。

(5)妊娠第二孕期以后，最好采取右侧垫高卧位或左侧卧位。

(6)监测并维持围手术期氧合、正常的二氧化碳分压、血压、血细胞比容和血糖。对于任何干预措施均要考虑是否影响母体心排血量、氧输送及子宫血流，尽量避免孕妇低氧和低血压。

(7)重视保胎药的应用。

(8)全身麻醉时应避免吸入高浓度氧化亚氮，否则可出现细胞再增殖致畸形。

(9)在不干扰术野的前提下，对孕 20 周以上的孕妇应该行间断或持续胎儿监测，以确保子宫内环境处于最佳状态。麻醉后胎儿心跳节律变异性消失属正常；若胎儿心率减慢，则可能提示需增加孕妇氧供，升高血压，加大子宫左移位置，改变手术牵拉位置，并开始保胎治疗。胎儿监测同样可评估控制性降压、体外循环或容量大进大出时母体的灌注。此监测对紧急手术或腹部手术期间可能不可行。目前尚未证实术中胎儿监测可改善胎儿的预后，而且监测结果理解错误还可能造成处理不当。术前、术中及术后监测胎儿情况以指导维持宫内环境处于最佳状态，术后监测子宫收缩状态。

(10)孕 24 周后保持术前、术中、术后子宫左倾。孕 8 周起白细胞升高，这是生理反应，并非感染证据。

3. 各科手术

(1)腹腔镜手术：已用于妊娠期间各类急诊腹部手术如阑尾切除术、胆囊切除术及附件手术。动物实验证实，CO_2 气腹不会引起胎儿血流动力学显著改变，但是可导致呼吸性酸中毒。调节通气后即使母体 $P_{ET}CO_2$ 正常，也不能确保胎儿体内 CO_2 得到纠正，因为胎儿的反应一般较母体慢。术中应尽可能维持相对低的腹内压及正常的体循环血压，并缩短手术时间(气腹时间)。对于高难度或长时间的手术应监测血气，维持母体 CO_2 正常。胆道造影时应注意胎儿屏蔽。

(2)开腹手术：常见有阑尾切除术及附件肿块手术，据报道产妇行阑尾切除术后肺水肿或 ARDS 的发生率较高。肺水肿的危险因素包括孕期大于 20 周，术前呼吸频率大于 24 次/min，体温超过 38℃，48h 液体负荷量超过 4000mL 以及应用保胎药。术中必须适当限制液体，以免液体负荷过多。

(3)创伤：孕妇创伤时易致胎儿死亡或胎盘破裂。应立即行超声检查以确定胎儿是否存活。母体应接受必需的诊断性检查以利于处理，同时尽可能地保护胎儿。超声和 MRI 检查并无射线。需紧急剖宫产的指征包括：①孕妇生命体征平稳，但胎儿窘迫；②创伤性子宫破裂；③妊娠子宫影响腔内手术操作；④孕妇现场抢救无效而胎儿尚存活。若估计为死胎，则应把治疗重点放在孕妇上，在后期经阴道终止妊娠。

(4)神经外科手术：孕妇可能要行脑动脉瘤、动静脉畸形等神经外科手术。基本选用全身麻醉方法。所有控制性降压药如硝酸甘油、硝普钠、艾司洛尔、吸入麻醉药，均可用于妊娠妇女，但应注意控制性降压可减少子宫灌注。胎儿监测有助于判断子宫灌注是否明显降低。过度通气可降低孕妇心排血量，使氧离曲线左移而减少氧释放致胎儿窘迫。目前血管内介入已成功应用于治疗急性颅内动脉瘤破裂的孕妇，但该手术过程应加强胎儿射线屏蔽。

(5)体外循环下心脏手术：体外循环下心脏手术已成功地用于孕妇，该围手术期孕妇死亡率与非妊娠妇女死亡率相当。最好将手术安排于第二孕期实施，此时心脏用药、X射线、子宫低灌注中缺氧状态不会产生致畸作用，早产发生率较低。有报道同时进行剖宫产手术和瓣膜置换术的成功病例。

体外循环时最佳灌注量与灌注压力选择尚存在争议，但是胎儿监测可作为一项非常敏感而可信的指标。体外循环开始时胎心通常变慢，并缓慢回复至正常低限，但是胎心的节律无变异性。术中应尽可能避免用大剂量的缩血管药物，以减少对子宫血流影响。维持孕妇生命体征处于最佳状态是确保胎儿平稳的最好方法。体外循环极易导致胎儿死亡。胎儿死亡后如不及时取出，又易引发母亲出凝血功能障碍，并发DIC甚至死亡。因此，应慎重选择体外循环时机。

(6)胎儿外科：指在手术室对母体、胎儿或两者进行干预。可以分为三大类：子宫外分娩时治疗(exutero intrapartum treatment，EXIT)、妊娠中期开放手术和妊娠中期微创手术。

子宫外分娩时治疗：即产时脐带钳夹前的干预治疗。正常分娩时胎盘支持很少可以持续10min以上，初期该法只适用于需在几分钟内完成的操作。目前该技术发展为在胎儿经子宫切口娩出，但仍保持脐带与胎盘相连，因而可允许胎盘支持持续1h或更长时间。因此，更多相关操作，如处理困难气道时行气管切开置管术，可在不引起胎儿或新生儿缺氧情况下顺利完成。

EXIT需要在产妇剖宫切开子宫的同时维持子宫胎盘灌注，尤其是断开脐带前防止子宫收缩变得至关重要。由于吸入高浓度挥发性麻醉药时子宫可完全松弛，因此全身麻醉是此类手术的理想麻醉方法，全身麻醉快速诱导后，产妇开腹手术。子宫切开前，吸入高浓度挥发性麻醉药实现子宫松弛。但同时子宫松弛阻碍了子宫动脉收缩，从而诱发严重的产妇低血压，通常需要静脉输液和使用交感活性药物治疗，维持母体平均动脉压在基础值的20%范围内波动，以保持子宫胎盘血流。一般常规使用有创动脉血压监测实时处理产妇动脉血压变化。胎儿干预操作完成后，断开脐带，新生儿交由新生儿科医师处理。产科医师准备处理胎盘时，注意降低吸入性麻醉药浓度，切除胎盘后即刻给予缩宫素，如有必要，可给予麦角制剂恢复子宫紧张性。

妊娠中期开放手术：临近出生前识别胎儿疾病可使疾病在分娩时得以控制，而妊娠早期识别疾病可能实现干预，从而预防不可逆损害或阻止继发性疾病的发生。妊娠中期施行的操作需要切开孕妇子宫而操作于胎儿，胎儿在手术结束后被送回子宫继续其妊娠期。理想情况下，胎儿会在剩余的妊娠期内继续成长发育，胎儿原患有的疾病病理发展过程得以某种程度的逆转。例如妊娠22周时行脊髓脊膜膨出修补术可使长期暴露于羊水中的中枢神经系统组织免受损害，其结果是可能不会发生下肢、大小便功能障碍和马蹄内翻足等继发疾病。

妊娠中期开放胎儿手术在许多方面与EXIT相似，但胎儿在干预操作结束后返回子宫时孕妇需要保胎和液体限制。孕妇常采用快速诱导全身麻醉，常规有创动脉血压监测并在吸入性麻醉药增加至2MAC或2.5MAC达到子宫松弛时，注意孕妇动脉血压的调节。通过脉搏氧饱和度和胎儿超声心动图监测胎儿。如术中可能失血，手术医师行外周静脉置管输液以维持血流动力学稳定，同时静注麻醉药物加深胎儿镇痛；反之则可采用麻醉药物肌注。但因为胎儿太不成熟而不能在宫外生存，无须准备新生儿救治等处理。胎儿介入操作一结束，胎儿即被送回子宫内。关闭子宫后无须子宫松弛，但必须抑制反射性子宫收缩以维持脐带血流和预防早产。因此，胎儿手术操作结束时，就应开始大剂量使用安胎治疗，即静脉输注硫酸镁直至过渡为口服安胎药。但硫酸镁同时增加了孕妇肺水肿的危险，因此，孕妇静脉输液时应谨慎或尽量限制液体量以预防肺水肿。硫酸镁增加了肌肉松弛药的敏感性，故需用神经刺激器监测神经肌肉阻滞。

妊娠中期微创手术：由于子宫是一充满液体的器官，只要灌输的液体维持子宫的膨胀，内窥镜可提供胎儿和胎盘结构的极好显影像。例如双胎间输血综合征（twin-twin transfusion syndrome，TTTS），是单卵双胎妊娠最常见的严重并发症，在单卵双胎妊娠中发生率为 4%～35%。该病是异常胎盘血管提供双胎中一胎的血流失衡，常导致供体的一胎出现生长迟缓，而受体的一胎接收容量超负荷并可能发展为心力衰竭。不经治疗，严重 TTTS 双胎的死亡率接近 100%。然而，使用胎儿镜，可识别这些异常血管并使之凝固闭塞，从而恢复双胎平衡的血液灌注。

胎儿微创手术通常在超声引导下进行，手术切口小，基本能在局部麻醉或腹膜和皮肤的神经阻滞下完成，接受 TTTS 胎儿镜手术的孕妇的镇痛常采用区域麻醉如硬膜外、蛛网膜下腔或腰硬联合麻醉。手术本身及体位可能为孕妇带来不适，可以为孕妇提供小剂量静脉镇静抗焦虑治疗。通常使用静注咪达唑仑和芬太尼，但必须注意避免深度镇静和全身麻醉，因为孕妇存在误吸和气道梗阻的危险。

胎儿外科手术和麻醉会对孕妇和胎儿带来极大风险，而孕妇并不能直接从手术本身获益，因此术前必须详尽地评估和谨慎地选择手术患者。目前，一般只在 ASA 分级Ⅰ级或Ⅱ级的孕妇携有极其病重的胎儿时才考虑实施胎儿手术。然而，随着手术和麻醉技术的改进，风险有望逐渐降低。胎儿手术麻醉既要考虑母体麻醉、胎儿麻醉和维持子宫胎盘灌流等麻醉原则，又要考虑每种类型的胎儿手术的麻醉特点，以力求将母体和胎儿的风险降至最低。

4. 保胎治疗常用药物可能会影响麻醉过程

（1）选择性 β_2 肾上腺素受体激动药如安宝（利托君），可特异性抑制子宫平滑肌。不良反应中最严重的为肺水肿；心血管系统表现为室上性心动过速、心悸、胸痛、胎儿的心动过速等。

（2）硫酸镁及其替代疗法，硫酸镁可使全身血管阻力及 MAP 短暂下降，且心血管不良反应少，但硫酸镁在妊娠母体出血时加重低血压。

（3）前列腺素合成酶抑制剂通过降低前列腺素浓度，从而减少子宫收缩，对母体几乎无不良反应，但它会造成新生儿娩出后持续胎儿循环或新生儿出血倾向。

（4）钙离子通道阻滞剂如硝苯地平，它对子宫胎盘或胎儿血液循环的不良反应小。

（5）阿托西班是子宫内及蜕膜、胎膜上环状肽缩宫素受体竞争性拮抗剂。

5. 常用麻醉药对孕妇的影响

（1）吸入麻醉药 MAC 明显减少可能机制：①黄体酮的镇静效果；②CNS 血清素活性增高；③β 内啡肽增加。

（2）丙泊酚大于 2.5mg/kg 的剂量可能使新生儿窒息，但有待进一步研究。

（3）氯胺酮能增加子宫张力，在孕早期和孕中期较大剂量如 2mg/kg 可增加胎儿风险。

（4）对局部麻醉药的耐受性降低。可能原因：①受体敏感性增加，使药效动力学改变；②

更多局部麻醉药已达到神经鞘内；③脑积液蛋白浓度降低和 pH 值的升高；④局部麻醉药易进入脑脊液，作用加强；⑤硬膜外间隙容减小。

(5)肌松药均难以通过胎盘，使用时应常规使用肌张力监测。如使用抗胆碱酯酶药时注射要慢，以免乙酰胆碱快速增多引起宫缩。

(6)β阻滞剂长期使用会致宫内发育延缓，但短时或单次注射是安全的。大剂量使用艾司洛尔或其他β受体阻滞剂会引起胎儿心动过缓，但不因此而将孕妇列为禁用对象。

第三章　老年麻醉

第一节　老年患者术前评估

术前评估是获取现病史和既往史中有价值的信息，进而评估手术风险，优化麻醉方案。近年来，术前理想的围手术期评估越来越受到重视。术前门诊的开展，能降低手术延期或取消的概率，有效减少术后并发症的发生及降低住院费用，改善患者的预后。

老年患者术前访视与评估是实施麻醉手术前至关重要的一环，其目的是客观评价老年患者对麻醉手术的耐受力及其风险，同时对患者的术前准备提出建议，包括是否需要进一步完善检查、调整用药方案、功能锻炼甚至延迟手术麻醉，在条件允许的情况下尽可能地提高患者对麻醉手术的耐受力，降低围手术期并发症和死亡风险。大量研究证明了高龄对围手术期风险的重要影响，在 Goldman，Detsky 和 Pederson 建立的危险指数表中，年龄均被列为危险因素。本部分将从手术风险、麻醉风险、患者状况三方面阐述术前评估。

一、手术风险评估

手术过程本身可以显著影响围手术期患者风险，包括外科手术类型、创伤程度、出血以及对重要脏器功能的影响。表浅性手术围手术期的不良预后的发生率要比胸腔、腹腔或颅内手术者低得多。风险较大的手术包括：重要器官的手术、急症手术、失血量大的手术、对生理功能干扰剧烈的手术、新开展的复杂手术（或术者技术上不熟练的手术）和临时改变术式的手术。同类手术在施行急症或择期手术时，急诊手术的不良预后要比择期手术者高 3～6 倍。不同的手术方式对麻醉风险的影响不同，应该根据手术类型针对性地向患者及其家属交代风险。

2014 年 8 月欧洲心脏病学会（european society of cardiology，ESC）与欧洲麻醉学会（european society for anesthesia，ESA）联合发布了非心脏手术中心血管疾病（cardiovascular disease，CVD）的评估及防治的最新指南，下表为手术治疗的风险率归类（表 3-1）。

表 3-1　手术类型与手术风险的评估

低危<1%	中危 1%～5%	高危>5%
表浅手术	腹膜内手术	主动脉及主要大血管手术
乳腺手术	症状型颈动脉手术	开放式下肢血管重建术，截肢术，取栓术
牙科手术	外周动脉成形术	十二指肠-胰腺手术
甲状腺手术	血管瘤修复术	肝部分切除术、胆管手术
眼部手术	头颈部手术	食管切除术
置换型手术	大型神经手术	肠穿孔修复术
无症状颈动脉手术	大型妇科手术	肾上腺切除术
微小整形术	大型整形术	胆囊全切术
微小妇科手术	大型泌尿外科手术	肺切除术
微小泌尿外科手术	肾移植	肺或肝移植
	非大型胸腔内手术	

二、麻醉风险评估

与麻醉相关的因素，如困难气道、恶性高热等会直接影响患者围手术期的死亡率和并发症的发生率。气道管理并发症仍然是目前麻醉相关事故最常见的原因，最常用的气道评估是Mallampati 评分和 Cormack-Lehance 分级。Cormack-Lehance 分级是直接喉镜下喉显露评分系统：Ⅰ级，声门可完全显露；Ⅱ级，只能见到声门后联合；Ⅲ级，只见到声门末端；Ⅳ级，只见到软腭。Wilson 评分是通过 5 个简易的预测因素，包括体重、头颈活动度、下颌活动度、下颌退缩及龅牙进行综合评分，评分以 4 分为标准来预测困难插管时，灵敏度为 50%左右（表 3-2）。

表 3-2 Wilson 预测困难插管评分

项目	0 分	1 分	2 分
体重	<90kg	90～110kg	>110kg
头颈活动度	>90°	=90°	<90°
下颌活动度	IG>5cm 和（或）slux>0	IG=5cm 和（或）slux=0	IG<5cm 和（或）slux<0
下颌退缩	正常	中度	严重
深覆盖	正常	中度	严重

三、患者状况评估

（一）总体评估

术前风险的总体评估主要有 ASA 分级、Duke 体能状况评估和 POSSUM 评分系统等。ASA 评分建立于 1941 年，是对麻醉与手术风险进行量化的首次尝试，但许多与围手术期风险相关的因素未被考虑（表 3-3）。因此一些研究在此基础上进行了改进，如对 ASAⅢ级的患者按体能状况再分为ⅢA（大于或等于 4METs）和ⅢB（小于 4METs）。

表 3-3 ASA 评分

分级	定义
Ⅰ	健康人群，重要器官无器质性病变
Ⅱ	轻度系统性疾病，无功能受限
Ⅲ	重度系统性疾病，功能部分受限
Ⅳ	重度系统性疾病，功能受限，随时存在生命危险
Ⅴ	濒危患者，无论是否手术，不太可能存活 24h 急诊手术，在相应体格情况后加 E

体能是指有氧代谢允许的活动能力，是机体对劳动强度、生活自理的耐受能力。体能状况评估为临床尤其是心血管事件提供了重要的诊断和预后信息，可预测对麻醉的耐受能力。Tsiouris 等对 6373 例胸科非心脏手术患者的研究显示术前体能状况与术后死亡率和并发症发生率相关。体能状况评估可以用体力活动代谢当量（MET）进行量化，研究表明不能进行平均强度运动（4～5MET）的患者围手术期并发症的风险增加。Duke 体能状况指数因其准确性和简易性，被认为是当前评估体能的较好手段（表 3-4）。

表 3-4　Duke 体能状况指数

代谢当量	活动状态	代谢当量	活动状态
1MET	照顾自己	4METs	上楼或爬山
↓	吃饭、穿衣或上厕所	↓	在平地上以 6.4km/h 的速度行走
			短距离的奔跑
	在屋内或房屋周围散步		在屋内做一些重体力的活，如擦地板或搬动家具
	在平地上以 3.2～4.8km/h 的速度步行 1～2 个街区		参加中等强度的娱乐活动，如高尔夫、保龄球、跳舞、打网球或打棒球
4METs	在屋内干一些轻体力的活，如打扫卫生或洗碗	>10METs	参加剧烈的体育运动，如游泳、壁球、踢足球、打篮球或滑冰等

POSSUM 评分系统（physiological and operative severity score for the enumeration of mortality and morbidity）由 Copeland 等于 1991 年建立，用于预测患者 30 天内死亡率和并发症的发生率，还可用于不同地区、不同医院间医疗水平的比较。POSSUM 评分评估并发症的计算公式为：LnR/(1－R)＝－5.91＋[0.16×生理学评估总分(PS)]＋[0.19×手术评分总分(OS)]，死亡率的计算公式为 LnR/(1－R)＝－7.04＋(0.13×PS)＋(0.16×OS)。但有研究显示 POSSUM 评分可能过高估计了术后死亡率和并发症的发生率，因此 Portsmouth 中心使用了与 POSSUM 相同的指标，不同的计算方法研发了 P-POSSUM 系统。此后，又有学者根据术种的特殊性进行了 POSSUM 评分系统的扩展，如针对结直肠切除术的 CR-POSSUM 评分，针对血管外科手术的 V-POSSUM 评分等。Tran Ba Loc P 等对 1186 位行结直肠手术且年龄大于 65 岁的老年患者研发了 E-POSSUM 评分系统，表明此系统是对行结直肠手术的老年患者术后的死亡率和并发症的发生率进行预测的良好工具。

（二）心功能评估

随着年龄的增长，主动脉和周围动脉管壁增厚，硬化程度增加，收缩压、脉压增加；心脏也呈退行性改变，主要为心室壁增厚，心肌纤维化加重以及瓣膜的纤维钙化。老年人 55 岁以后每增加 1 岁心排血量约减少 1%，59 岁以上运动后射血分数<0.6 者约占 45%，这说明老年人心功能受限，难以承受强度较大的应激。

2014 年 ESC/ESA 非心脏手术中 CVD 的评估及防治的最新指南指出了当前非心脏手术中 CVD 并发症带来的治疗损失，而且统计结果显示随着欧洲老龄化等问题日趋严重，非心脏手术 CVD 并发症比例也相应升高。1977 年 Goldman 等将术前各项危险因素与围手术期心脏并发症的风险结合制定了 Goldman 心脏指数，用于评估 40 岁以上患者非心脏手术围手术期心脏并发症发生的风险（表 3-5）。总分≥26 分，只做危及生命的手术；总分为 13～25 分之间，术前应请心内科医生会诊，改善状况后择期手术；总分≤13 分则危险性较小。至今 Goldman 分级已经有了许多改良版本，较经典的是 Detsky 心脏指数（表 3-6）。

表 3-5　Goldman 心脏危险指数

依据项目		计分
病史	年龄超过 70 岁	5
	6 个月内发生过心肌梗死	10
心脏检查	充血性心衰体征：颈静脉怒张或室性奔马律	11
	明显主动脉瓣狭窄	3

（续表）

依据项目		计分
心电图	非窦性心律或存在房型期前收缩 每分钟 5 次或以上的室性期前收缩	7 7
全身情况	一般情况不佳（PaO_2＜60mmHg，或 PaO_2＞50mmHg，或 K^+＜3mmol/L，或 BUN＞18mmol/L，或 Cr＞260mmol/L，SGOT 升高，或慢性肝病征及非心脏原因卧床）	3
手术	急症手术 主动脉、胸腔、腹腔大手术	4 3
总分		53

表 3-6　Detsky 心脏指数

健康状况		得分
年龄	＞70 岁	5
心肌梗死	＜6 个月 ＞6 个月	10 5
心绞痛 *	Ⅲ级 Ⅳ级	10 20
不稳定型心绞痛	＜6 个月	10
肺水肿	1 周内 曾发生过	10 5
可疑临界性主动脉狭窄		20
心律失常	窦性或窦性＋房性期前收缩以外心律 室性期前收缩＞5 次/min	5 5
急诊手术		10
一般情况较差	PO_2＜8kPa，PCO_2＞6.7kPa，HCO_3^-＜20mmol/L，K^+＜3.0mmol/L，血肌酐＞265μmol/L，血尿素氮＞17.9mmol/L，慢性肝病，长期卧床；其中一项以上	5

* 心绞痛分级（加拿大心脏学会）：Ⅲ级，走 300～500m 或爬 1～2 层楼时心绞痛；Ⅳ级，即使无心绞痛也不能进行任何体力活动。

Lee TH 在 1999 年提出了 Lee 风险指数，指出高风险手术、缺血性心脏病、充血性心衰和脑血管病变的病史、糖尿病且需要胰岛素控制和术前肌酐水平大于 2.0mg/dL 这六点是行非心脏手术患者发生主要心脏事件的高危因素。ESC/ESA 汇总研究结果，根据修正后风险指标，下列因素为 CVD 风险因素：IHD[心绞痛和（或）心肌梗死]、心衰、卒中或短暂性脑缺血、肾功能不全肌酐水平大于 2.0mg/dL 或肌酐清除率小于 60mL/（min·1.73m^2）、糖尿病且需胰岛素治疗。在围手术期心脏事件风险率分层方面，推荐使用美国国家外科治疗质量提高计划（national surgical quality improvement program）NSQIP 模型或 Lee 风险指标（Ⅰ，B）。

欧洲心血管手术危险因素评分系统（European system for cardiac operative risk evaluation，EuroSCORE）是专门为心脏手术评估建立的评分系统。EuroSCORE 小组对 200 014 例成人心血管手术患者进行分析，从 68 个术前危险因素，29 个手术相关危险因素中筛选出和死亡率相关的 17 个高危因素。EuroSCORE 系统有两种计算方法，即简单加和 EuroSCORE 和 Logistic EuroSCORE，简单加和法计算简单，但可能低估患者的风险。得分 0～2 分为低风险，得分 3～5 分为中等风险，≥6 分为高风险。

2007 年 ACC/AHA 指南大大减少了非心脏手术术前行非侵入性负荷试验和冠脉再血管化治疗的推荐，因为这些措施缺乏明确的效果和降低风险的作用。2014 年 ESC/ESA 指南对行术前冠脉造影的推荐为：①若患者存在急性 ST 抬高型心肌梗死，且接受非急诊、非心脏手术，推荐行急诊冠脉造影（Ⅰ，A）；②若 NSTE-ACS 患者接受非急诊、非心脏手术，根据风险评估推荐行急诊或早期介入治疗；③若患者诊断有心肌缺血伴不稳定胸痛，且接受适宜治疗，近期接受非急诊、非心脏手术，推荐行术前冠脉造影（Ⅰ，C）；④若患者心脏状况稳定，且接受非急诊颈动脉内膜切除术，可考虑行术前冠脉造影（Ⅱb，B）；⑤若患者心脏状况稳定，且接受低危手术，不推荐术前冠脉造影（Ⅲ，C）；⑥若患者以往 6 年间曾接受 CABG 治疗，除非风险率较高，否则推荐非急诊、非心脏手术不需要行血管造影评估（Ⅰ，B）。对有介入史的患者择期手术的指南推荐为：①若患者接受过裸金属支架（bare metal stent，BMS）治疗，则至少 4 周后，最佳 3 个月后可考虑非急诊、非心脏手术（Ⅱa，B）；②若患者接受过药物洗脱支架（drug eluting stent，DES）治疗，则非急诊、非心脏手术宜在术后至少 12 个月后进行，对于二代 DES，此数值为 6 个月（Ⅱa，B）；③若患者近期接受球囊扩张术，则非心脏手术至少宜推迟 2 周（Ⅱa，B）。

2014 ACC/AHA 指南推荐对围手术期冠心病的心脏评估步骤如下。第一步，对于有冠心病或冠心病危险因素并拟行手术的患者，首先评估手术的紧急性。第二步，如果手术紧急或择期，明确患者是否有急性冠脉综合征。如果有，则根据不稳定型心绞痛/非 ST 段抬高型心肌梗死和 ST 段抬高型心肌梗死的临床实践指南和药物治疗指导指南（GDMT）进行心脏病学评估和治疗。第三步，如果患者有稳定型冠心病的危险因素，结合临床或外科风险估计围手术期主要心脏不良事件（MACE）的风险。可使用美国外科医师协会的 NSQIP 风险计算器结合修订的心脏危险指数（RCRI）估计手术风险。第四步，如果患者出现 MACE 的风险较低，不需要进行进一步检测，患者可以开始手术。第五步，如果患者出现 MACE 的风险升高，使用如 Duke 体能状态指数（DASI）等客观检测方法或量表评估患者体能，如果患者具有中度、较好或优秀的体能（≥4METs），不需要进一步评估即可进行手术。第六步，如果患者体能差（<4METs）或未知，临床医师应咨询患者和围手术期团队，以明确进一步的检测是否会影响围手术期治疗和患者的选择，如选择原来的手术或接受冠状动脉旁路移植手术（CAGB）或经皮冠状动脉介入治疗（PCI）的意愿均依据检测的结果。第七步，如果检测不影响决策选择或治疗，可按 GDMT 进行手术或考虑替代的治疗策略，如无创治疗或对症治疗。

（三）肺功能评估

呼吸系统的功能随年龄增长而减退，胸壁僵硬、呼吸肌力减弱、肺弹性回缩力下降和闭合气量增加是其主要原因。因此老年人在应激时易于发生低氧血症、高二氧化碳血症和酸中毒。

非胸科手术的患者术后肺部并发症的发生率为 5%～10%，而高风险患者发生率为 22%。术后一周内死亡的患者中有 1/4 与肺部并发症有关，因此是继心血管不良事件后的第二大常见死因。Qaseem A 等总结 83 篇文献，纳入 173 500 名患者，系统评价了非心脏手术患者发生肺部并发症的危险因素（表 3-7）。

表 3-7　非心脏手术患者肺部并发症的危险因素

危险因素	等级	危险因素	等级	危险因素	等级
高龄	A	主动脉瘤修补术	A	白蛋白<35d/L	A
ASA 分级≥Ⅱ	A	胸科手术	A	胸部影像学	B
充血性心衰	A	腹部手术	A	尿素氮>7.5mmol/L	B
活动受限	A	上腹部手术	A	肺活量测定	I
COPD	A	神经外科手术	A		
体重减轻	B	手术时间长	A		
感觉中枢受损	B	头颈部手术	A		
吸烟	B	急诊手术	A		
饮酒	B	血管外科手术	A		
胸部检查异常体征	B	全身麻醉	A		
糖尿病	C	围手术期输血	B		
肥胖	D	髋关节手术	D		
哮喘	D	妇产科或泌尿科手术	D		
阻塞性睡眠呼吸暂停	I	食管手术	I		
使用皮质激素	I				
HIV 感染	I				
心律失常	I				
运动能力差	I				

A:充分证据表明为 PPC 的危险因素;B:有证据表明是 PPC 的危险因素;C:有证据表明不是 PPC 的危险因素;D:充分证据表明不是 PPC 的危险因素;I:缺乏相关研究证据。

2006 年美国医师协会公布的非心胸外科手术围手术期肺部并发症的评估与策略指南推荐如下。①所有接受非心胸外科手术的患者术前均应评估围手术期肺部并发症的危险因素:慢性阻塞性肺病、年龄大于 60 岁、ASA 分级Ⅱ级及以上、活动受限、充血性心衰。肥胖及轻、中度哮喘并非危险因素。②手术时间长(3h 以上)、胸腹部手术、神经外科手术、头颈部手术、血管手术、主动脉瘤修补术、急诊手术和全身麻醉手术均是术后肺部并发症的高危因素,需评估其他并存的危险因素并接受围手术期干预治疗。③低白蛋白水平(<35g/L)是围手术期肺部并发症的有效预测指标,所有怀疑低白蛋白或有 1 个以上危险因素的患者均应检查。④所有术前评估伴有围手术期肺部并发症高危因素的患者术后应予深呼吸锻炼和选择性留置胃管。⑤不需要常规行肺功能和肺部影像学检查,但对有 COPD 或哮喘病史的患者是合适的。

2013 年美国胸外科医师协会发布了对拟行肺叶切除术的肺癌患者行肺部生理功能评估的指南。①所有患者应行 1 秒用力呼气容积(FEV_1)和一氧化碳弥散容积(D_{LCO})检查,并计算术后 FEV_1 和 D_{LCO} 的预测值(PPO)(1B)。②如果 $PPOFEV_1$ 和 $PPODL_{CO}$ 均大于 60%,不需要进一步检查(1C)。③如果 $PPOFEV_1$ 或 $PPODL_{CO}$ 小于 60%但均大于 30%,推荐行爬楼或来回步行试验(shuttle walk test,SWT)(1C)。④如果 $PPOFEV_1$ 或 $PPODL_{CO}$ 小于 30%,推荐行心肺锻炼试验(cardiopulmonary exercise test,CPET)检查最大氧耗量(maximal oxygen consumption,VO_2max)(1B)。⑤如果 SWT 试验小于 400m 或爬楼试验小于 22m,推荐 CPET 检查 VO_2max(1C)。⑥如果 VO_2max 小于 10mL/(kg · min)或 35%预测值,推荐行最

小的有创手术，亚肺段切除或非手术治疗(1C)。⑦如果术前先行新辅助治疗，推荐新辅助治疗结束后复查肺功能(2C)(图 3-1)。

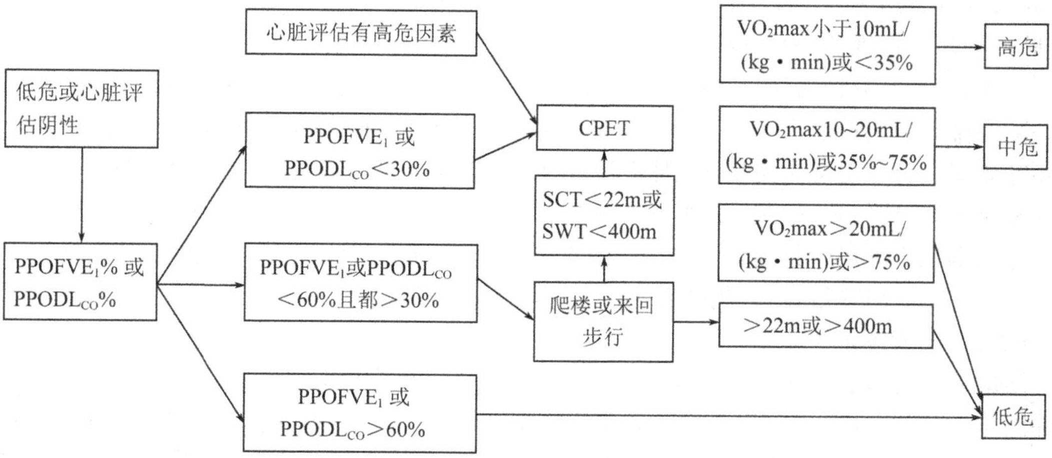

图 3-1　肺切除术患者肺部生理功能评估

(四)肝功能评估

老年患者对一些需要肝脏进行生物转换的药物，其血浆清除率降低，主要原因是功能性肝组织的减少及随之肝血流灌注量的降低。老年人肝合成蛋白质的能力降低，血浆蛋白减少，血浆胆碱酯酶活性下降，但对肝细胞酶的功能没有质的改变。肝病会影响蛋白的合成(包括凝血因子和白蛋白)，药物、毒物的代谢和胆汁调节。

急性或暴发型肝炎患者，包括酒精性(死亡率>55%)，病毒性(死亡率>10%)，或不明原因的肝炎，禁忌立即行择期手术，应推迟择期手术至肝炎急性期之后或慢性肝炎恶化期缓解后。慢性肝炎患者围手术期风险未见广泛报道，研究认为轻度慢性肝炎无症状患者手术是安全的，但有症状会提高风险。

Child-Pugh 评分最初用于评估门体分流术后的生存率，现在广泛用于肝移植患者肝脏状况的评估(表 3-8)。评分将肝脏储备分为 3 级。A 级：5～6 分，手术危险度小，预后最好；B 级：7～9 分，手术危险度中等；C 级：≥10 分，手术危险度较大，预后最差。

表 3-8　Child-pugh 评分

	1 分	2 分	3 分
腹水量	无	少量，利尿剂可控制	多，利尿剂不能控制
肝性脑病(期)	无	1～2 期	3～4 期
凝血酶原时间延长(s)	<4	4～6	>6
总胆红素(μmmol/L)	<34	34～51	>51
白蛋白(g/L)	>35	28～35	<28

2000 年，由 Mayo Clinic 领导的一项多中心临床研究随访了 231 例 TIPS 术后的患者，采用 COX 比例风险模型进行了生存分析，最终获得了终末期肝脏模型(MELD)评分，公式如下：MELD=11.2×ln(INR)+9.75×ln(肌酐浓度 mg/dL)+3.78×ln(胆红素浓度 mg/dL)+6.43。MELD 在评价肝硬化患者短期生存率方面优于 Child-Pugh 评分，MELD 评分低于 14 分，提示 77% 患者预后不良。2006 年，Biggins 等提出了 MELD-Na 评分：MELD-Na=

MELD−1.59×(135−Na)，MELD-Na 评分是肝硬化患者长期和短期死亡率的独立影响因素。美国肝病研究学会肝移植术前临床评估指南推荐肝硬化患者出现肝功能异常证据(Child-Pugh 分级≥7 分且 MELD 评分≥10 分)或首次出现严重并发症(如腹水、静脉曲张出血、肝性脑病)时，推荐进行肝移植。

吲哚菁绿 15 分钟滞留试验(indocyanine green 15 retention，ICG R15)目前已在国内应用。ICG 排泄的快慢取决于肝细胞受体的量和肝细胞功能，同时肝硬化引起的肝内动静脉分流和肝血窦血管化也会影响排泄，因此 ICG R15 可以较好地预测术后肝功能衰竭的发生。对于肝硬化患者，ICG R15<14%，半肝切除是可行的，但当 ICG R15>14%时，半肝切除手术后肝功能衰竭死亡的风险是前者的 3 倍。在日本 2013 版肝癌诊疗指南中，推荐术前根据 ICG R15 值与预定肝切除量，综合判断有无手术适应证。

(五)肾功能评估

增龄老化对肾脏的主要影响是肾组织萎缩，肾血流量下降，肾小球滤过率(GFR)与肌酐清除率均下降约 40%。因肾素-血管紧张素-醛固酮系统反应迟钝及肾浓缩功能的降低，易发生水、电解质和酸碱平衡的紊乱。而老年外科患者约 30%伴肾功能不良，肾疾患不仅增加围手术期急性肾功能不全和衰竭的危险，也影响许多麻醉药的作用时限。

急性肾衰竭最普遍应用的标准是 RIFLE(Risk/Injury/Failure/Loss/End-stage)(表 3-9)，近几年又提出了急性肾损伤(AKI)的定义，48h 内肾功能的急性下降，肌酐绝对值≥0.3mg/dL(26.4μmol/L)或增加 50%(基础值的 1.5 倍)伴尿量减少(排除低血容量和梗阻)(表 3-10)。

表 3-9　RIFLE 分期

	血清肌酐值	尿量
Risk	肌酐升高至基础值 1.5～2 倍，或 GFR 降低>25%	<0.5mL/(kg·min)达 6h
Injury	肌酐升高至基础值 2～3 倍，或 GFR 降低>50%	<0.5mL/(kg·min)达 12h
Failure	肌酐升高>基础值 3 倍，或肌酐≥354μmol/L，或 GFR 降低>75%伴急性升高至少 44μmol/L	<0.3mL/(kg·min)达 24h 或无尿 12h
Loss	肾功能完全丧失>4 周	
End-stage	终末期肾病>3 个月	

表 3-10　AKI 分期

	血清肌酐值	尿量
1 期	肌酐≥26μmol/L(>3mg/dL)或达基础值 1.5～2 倍	<0.5mL/(kg·min)达 6h
2 期	肌酐达基础值 2～3 倍	<0.5mL/(kg·min)达 12h
3 期	肌酐≥354μmol/L 伴急性升高至少 44μmol/L，或>基础值 3 倍，接受肾脏替代治疗被认为是 3 期	<0.53mL/(kg·min)达 24h，或无尿 12h

普通手术患者 AKI 的发生率为 1%，而肝移植 AKI 发生率为 17%～95%，患者可能术前已存在肾功能受损，手术本身血流动力学不稳定、出血量大、术中应用血液制品是肝移植 AKI 高发的原因。腹主动脉瘤手术术中使用动脉夹、围手术期低血压及粥样硬化栓塞降低肾血流量也增加了 AKI 发生的风险。心脏手术 AKI 的发生率高达 10%～30%，且与心脏手术的种类相关，可能与术前应用造影剂，心肺旁路导致灌注压相对降低，每搏量减少有关。Kowalik 等研究 9222 名行心脏手术的患者，术后 AKI 的发生率为 1.2%，其中冠脉旁路手术为 0.4%，

心脏瓣膜手术为1.7%，主动脉手术为5.4%，室间隔破裂为52.6%。

2009年的一项研究应用2005—2006年152244例普外科手术患者的资料，发现术后发生AKI的危险因素有年龄>56岁，男性，活动性充血性心衰、腹水、高血压、急诊手术、腹膜内手术、肾功能不全（术前肌酐大于106μmol/L）、糖尿病（药物或胰岛素控制）。具有6个或以上危险因素的患者AKI发生率为9.5%，与少于3项危险因素的患者相比，危险比为46.2。最近的一篇系统性综述显示GFR的预测值（eGFR）值与术后短期和长期的预后密切相关，eGFR值小于60mL/(min·1.73m²)，术后30d内死亡率增加3倍（RR=2.98），远期主要心血管不良事件的发生增加1.5倍。与eGFR值大于90mL/(min·1.73m²)的患者相比，eGFR值为30～60mL/(min·1.73m²)、15～30mL/(min·1.73m²)和小于15mL/(min·1.73m²)的患者其30d内死亡率的RR值分别为1.62、2.85和3.75。

（六）中枢神经系统评估

老年人60岁以后灰质组织大量减少，脑脊液代偿性增加，脑血流量减少。老年人至少30%大脑和小脑皮质、丘脑、蓝斑核和基底神经节神经元消失，神经元内多巴胺、去甲肾上腺素、色氨酸和5-羟色胺储备降低。神经组织和神经递质储备严重减少的老年患者可能产生或加速认知功能的降低。

术后认知功能障碍（postioperative cognitive dysfunction，POCD）发生的危险因素主要有手术类型、高龄、麻醉药物、酗酒等。心脏手术后POCD的发生率高达30%～80%，主要因为心肺旁路泵的使用致微血栓产生，进而导致局部脑梗。高龄是术后POCD的一个重要危险因素，非心脏手术后3个月POCD的发生率在60～69岁的患者和69岁以上的患者分别为7%和14%。麻醉的类型与种类可能与POCD的发生无关，Rasmussen LS等研究非心脏手术的60岁以上的老年患者，发现局部麻醉与全身麻醉术后3个月内COPD的发生率没有显著差异。

术后谵妄（postoperative delirium，POD）发生的术前危险因素主要有年龄偏大、躯体功能情况较差、痴呆、肿瘤、血钠、血钾、血糖水平异常、甲亢或甲减、白蛋白水平≤4.0g/L、贫血等；术中危险因素主要有手术类型、失血、低血压、低氧血症等，整形手术和心脏手术POD的发生率最高。而对行心脏手术的患者，发生POD的危险因素还有房颤史、外周血管疾病、肾功能不全、血糖控制不佳的糖尿病等。

（七）内分泌系统评估

增龄老化使下丘脑体温调控区神经元减少，下丘脑中多巴胺与去甲肾上腺素含量减少。随年龄增长下丘脑对葡萄糖和肾上腺皮质激素变得较不敏感，对甲状腺素却较为敏感。所有老年人糖耐量均降低，其原因可能为胰岛素抵抗或胰岛素功能不全。健康老年人血清T_3、T_4、促甲状腺激素（TSH）水平未发现随年龄变化，但促甲状腺释放激素（TRH）不能迅速增加TSH的释放与合成。

糖尿病患者有患多器官疾病的风险，最常见的有肾功能不全、卒中、心血管疾病、外周神经病变等。术前评估应注重评估器官损伤和血糖控制，特别是心血管、肾和神经系统需要严密评估。

控制不良的血糖和较长的病程都与心脏风险相关。糖尿病被认为是冠心病的等危症，与心绞痛或既往心肌梗死相当，也是围手术期心脏并发症的中危因素。无冠脉狭窄或心绞痛的糖尿病患者与曾有心肌梗死的非糖尿病患者有相同的风险患心肌缺血或心源性猝死。血糖控制不佳与心力衰竭的发生风险增加有关，收缩或舒张功能不全都有可能发生。糖尿病患者围手术期发生肾衰竭及术后感染的风险增加。合并高血压、糖尿病、年龄大于55岁的人群几乎占肾功能不全患者的90%以上，因此糖尿病患者应进行肾病的筛查。另外，血糖控制不佳的患者有发生关节僵直的风险，导致颈椎活动不良，从而可能影响气道管理。

糖化血红蛋白(HbA1c)水平不受空腹影响，美国糖尿病学会(ADA)推荐HbA1c目标值低于7%。较为严格的围手术期血糖控制是合理的，术前血糖控制不佳的患者，术中和术后更易失控。美国内分泌医师学会推荐病情不严重的住院患者空腹血糖值低于110mg/mL。

甲状腺激素对代谢及其调节很重要，严重的甲亢或甲减可能会增加围手术期风险。甲亢患者可能有心律失常、震颤、消瘦，甲减患者可能有低血压、心动过缓、心功能下降、心包积液和对缺氧及高碳酸血症的通气反应受损。服用胺碘酮的患者有患甲减的风险，术前需要对甲状腺功能进行评估。对于未治疗或严重甲状腺功能不全患者，手术、压力或疾病可能诱发黏液水肿或甲状腺危象。择期手术需要推迟至患者甲状腺激素水平正常，若手术紧急，甲亢患者应给予受体阻滞剂、抗甲状腺激素和类固醇治疗。胸片或CT对评估甲状腺肿大是否累及气管很有意义。

外科手术患者的术前评估对于老年患者尤为重要，麻醉医师应结合病史、体格检查、运动耐力和对外科手术应激反应的资料，完成适当的筛查性检查，最大限度地降低术后并发症的发生。

第二节　老年心脏手术麻醉

随着老年疾病谱的变化以及医疗技术的进步，老年心脏手术逐渐增多。2014年仁济医院60岁以上心脏手术占63%，65岁以上心脏手术占49%，CABG患者65岁以上占61%。近年CABG高龄患者显著增多，老年心脏瓣膜置换(包括成形术)术增长迅速。老年心脏手术患者除了心血管疾患外，多数合并其他疾病，如脑卒中、糖尿病、肝肾功能异常等，围手术期并发症发生率及死亡率较高。老年心脏手术麻醉有诸多挑战，围手术期各种并发症的防治任务较重，对麻醉处理要求高。因此，必须抓住重点，认真仔细处理，以利患者安全康复。本节主要讨论常见老年心脏手术心脏瓣膜置换术和冠脉搭桥术的麻醉处理。

一、老年心脏瓣膜手术麻醉

心脏瓣膜手术始于20世纪60年代。1961年Star和Edwards首先报道二尖瓣瓣膜置换术(MVR)。1965年国内蔡用之等报道应用国产笼罩型球瓣膜进行二尖瓣瓣膜置换术。近年瓣膜置换术疾病从风湿性心脏瓣膜病转为老年性瓣膜疾病为主，因此，老年瓣膜置换术逐渐增多。在美国每年行瓣膜置换术约71000余例，其中以老年人主动脉瓣钙化狭窄为主。国内瓣膜疾病种类过去绝大多数为风湿性瓣膜病，近年老年性瓣膜病如主动脉瓣钙化狭窄、二尖瓣脱垂等行瓣膜手术患者增多。心脏瓣膜手术的麻醉发展经历了几个阶段，开始以吸入全身麻醉为主，而后采用吗啡静脉复合全身麻醉，继之以芬太尼为主的静吸复合全身麻醉。近年，由于提出了快通道概念，减少芬太尼的用量而增加吸入全身麻醉药的应用。随着麻醉技术的发展、麻醉药物配伍的不断优化、快通道麻醉实践中利弊等因素决定心脏瓣膜置换术麻醉仍以静吸复合麻醉为主。过去瓣膜置换手术死亡率高达10%。近年手术死亡率从3%～10%

下降至2%～5%。

由于老年心脏瓣膜病变术前病程长，心功能差，加之各患者的受损瓣膜类别、性质及严重程度可有显著不同，故对血流动力学的影响也很不一致。因此，实施心脏瓣膜置换术麻醉理应了解每个瓣膜病变如狭窄、关闭不全或两者共存所造成血流动力学改变的性质与程度，从而根据具体情况选用麻醉药、辅助药、血管活性药以及加强术中、术后管理，才能维持血流动力学的相对稳定。

（一）瓣膜疾病的病理生理学特征

心脏瓣膜疾病直接影响心脏射血功能，在疾病不同阶段及累及的瓣膜种类、数量、程度等对心功能影响有巨大差别，正确理解不同瓣膜疾病的病理生理改变对围手术期处理至关重要。理解病理生理变化的基础是对心脏泵血过程及影响因素的正确认识。瓣膜疾病对心功能的影响可从心脏的心室、心房的前负荷、后负荷、心室顺应性和心肌收缩力、射血分数等方面考虑，通常以压力-容量环用作分析左心室功能。为正常左心室压力与容量之间的瞬时关系。

射血分数（ejection fraction，EF）为射血量占心室舒张末容量的百分比。临床上目前可用超声心动图直接测定计算。EF在瓣膜疾病中判断心功能意义独特，并非高则正常或良好，低则不佳。心脏射血分数与心肌收缩性（contractility）既相关而又代表不同含义。射血分数不仅取决于心肌收缩，且受心脏前后负荷的影响；而心肌收缩性是不受心脏前、后负荷变化影响的心肌收缩固有效能。

当心室后负荷和收缩性不变的情况下，在一定限度内，心室每搏量与心室舒张末容量（前负荷）呈正相关，即依Frank-Starling定律。心室舒张末容量增加，心排血量随之增加，在压力-容量环上表现为舒张充盈期曲线向右移，而心室舒张末容量减少，心排血量也随之下降，舒张期充盈曲线向左移。一旦心室顺应性发生改变，则将引起整个舒张充盈期压力-容量曲线移位。如主动脉瓣狭窄和高血压左心室肥厚顺应性降低时，舒张末压力-容量关系（EDPVR）变得陡峭，向上向左移位，容量稍改变就会引起显著的充盈压升高；反之，在主动脉瓣或二尖瓣关闭不全的患者，心室容量扩大顺应性增加，EDPVR移向下、向右，即使心室内容量改变颇大，由此引起的舒张期压力变化也可很小。

若心室前负荷和心肌收缩性保持不变，则每搏量与心室后负荷成反比关系。即后负荷增加会引起每搏量降低，在心肌收缩性已经受损害的心脏尤甚。因此在衰竭的心脏采用降低后负荷而使心排血量增加的效应远较正常心脏为明显。

1. 二尖瓣狭窄（mitral stenosis）　多数为风湿性心脏病引起，少数为先天性二尖瓣狭窄。风湿性二尖瓣狭窄很少到老年阶段行手术治疗。二尖瓣狭窄因有效瓣口面积减小，限制了舒张期血液进入左心室，导致左房压上升。升高的左房压影响肺静脉回流，从而引起肺动脉压的增加，并逐渐演变为肺动脉高压。肺动脉高压则导致右心室舒张末期容量和压力的增加，部分患者出现腹水和外周水肿等右心衰竭表现。左心房增大，常出现心房纤颤。二尖瓣狭窄常伴有充血性心衰症状，左房压慢性增高而出现肺充血与肺高压症状和体征。超声心动图常可检测二尖瓣狭窄的严重程度，因此是有用的诊断工具。二尖瓣狭窄的主要病理生理和临床表现如下。①左房向左室排血受阻造成左室慢性容量负荷不足，左室相对变小，左房则容量和力过度负荷。早期狭窄而无其他瓣膜病变时，左心室功能可正常，但在中后期由于长期慢性心室负荷不足以及风湿性心肌炎反复发作等因素引起射血分数降低。②二尖瓣狭窄舒张期跨二尖瓣压差与瓣口面积和经二尖瓣血液流速有关。二尖瓣狭窄的患者由于瓣膜狭窄，瓣口面积固定，当心动过速时，舒张期充盈时间缩短较收缩期时间缩短更明显。当心率从60bpm增至120bpm时，心室舒张时间不足原来的1/3，因此瓣膜压差（左房压）必须提高3倍才能保持同样的二尖瓣血流。由于压差与流量的平方成正比，由此不难解释为何二尖瓣狭窄患者出现快速房颤时容易发生肺水肿。③长时间二尖瓣狭窄，左房压和肺静脉压升高，肺水渗漏增加，早期可由淋巴回流增加而代偿，后期在两肺基底部组织间肺水增加，肺顺应性降低，增加呼吸做功，出现呼吸困难。④早期左房压中度升高，心排血量稍降低，一般病情可保持稳定。若病情进展，发生肺动脉高压，肺血管阻力增加使右心室后负荷增加而引起右心室功能不全和出现功能性三尖瓣反流。⑤二尖瓣狭窄患者由于左房显著扩张，常伴有慢性房颤而服用洋地黄控制心室率。心脏电复律常不能恢复窦性节律，且有可能造成左房内血栓脱落而发生致命的栓塞。⑥血管扩张剂降低外周血管阻力的作用常大于扩张肺血管的作用，使用不当会引起右心室心肌缺血。因此在严重二尖瓣狭窄、肺高压患者，一般主张维持较高的外周血管阻力和主动脉舒张压，维持冠状动脉有适当的灌注。⑦二尖瓣狭窄的患者常可较好地耐受中等度的心肌收缩力抑制。但若同时存在低氧血症、高碳酸血症、酸中毒或其他不恰当的麻醉处理等因素时，可以诱发右心衰竭。

2. 二尖瓣关闭不全（mitral insufficiency）　风湿性最常见，近年老年性明显增多，尤其以二尖瓣脱垂多见。二尖瓣关闭不全导致以下问题。①左心室慢性容量负荷过多，等容收缩期室壁张力实际降低，由于左心室收缩早期排血入低负荷的左心房，然后才排入主动脉，虽然心肌做功增加，但心肌氧耗增加有限。②反流容量取决于心室与心房之间的压差以及二尖瓣反流孔的大小。③慢性二尖瓣关闭不全患者一旦出现症状，提示心肌收缩性已有一定损害，由于反流进入低压左心室，左心室肌收缩以缩短为主，排血负荷不大。由于扩大的左心房有很大顺应性缓冲，当患者存在肺充血症状常反映反流容量极大（大于60%），心肌收缩性已受到显著损害。④急性二尖瓣反流则完全不同，由于左房大小及顺应性正常，因此一旦发生二尖瓣关闭不全形成反流，即使反流量不大也将引起左房及肺毛细管压骤升，主要由于左房无足够时间发生扩张与增加顺应性，加之二尖瓣急性反流多发生在急性心肌梗死后，心功能不全、充血性心衰和肺水肿常难幸免，即使作紧急二尖瓣置换术而幸存，由于基本冠状动脉病变使5年的存活率不足30%。⑤中度至严重二尖瓣反流患者通常不能耐受外周血管阻力显著增加，此种改变会显著增加反流分数。对此类患者处理的主要环节是降低外周血管阻力。此外，若不并存冠脉缺血，心率增快似乎会有所益，因为可降低左心室充盈和二尖瓣环口扩张。

3. 主动脉瓣狭窄（aortic stenosis）　常是风湿性瓣膜病变的一部分，单纯主动脉瓣狭窄多为先天性两叶瓣畸形或老年钙化性主动脉瓣狭窄。正常主动脉瓣口面积超过2.6cm²，当瓣口面积小于1.0cm²时才会出现临床症状和体征，从而引起以下问题。①左心室排血明显受阻，导致左心室慢性压力过度负荷，收缩时左心室壁张力增加，左心室壁呈向心性肥厚，每搏量受限，当心动过缓时心排血量将减少。②肥厚的左心室壁顺应性降低，术中尽管左心室舒张末压尚在“正常”范围，实际上反映循环容量已绝对不足。正常时心房收缩约提供20%的心室充盈量，而在主动脉瓣狭窄患者则高达40%，为此保持窦性心律颇为重要。③左心室舒张末压升高常引起肺充血，但应指出若心房收缩功能保持良好，可适当增加左心室舒张末压而不显著地增加左心房均压，因此肺毛细血管楔压常较左心室舒张末压为低。④病变早期心肌收缩性、心排血量和射血分数均保持良好，后期则受损抑制，常见心内膜下心肌缺血引起心功能不全。⑤主动脉瓣狭窄心肌容易发生缺血危险，心室壁肥厚不仅氧耗量增加，而且心室收缩排血时心室壁张力增加，心肌氧耗显著增多。再则由于心室收缩射血时间延长从而降低舒张期冠状动脉灌流时间；加之，心室顺应性降低，舒张末压增高引起有效冠状动脉灌注压降低，以及部分患者尤其是老年患者可伴有冠状动脉病变而出现心绞痛。因此，术前应考虑作冠状动脉造影。心动过速会促使心肌氧供/需失衡，应极力预防和处理。⑥由于肥厚僵硬的左心室无法代偿性地增加每搏心输出量，因此患者对心动过缓的耐受性也差。⑦外周阻力的大小与左心室做功常不一致。由于固定的排血阻力发生在主动脉瓣，因此在严重主动脉瓣狭窄时，外周血管扩张、阻力降低并不能减少心脏做功。相反，由于外周血管扩张，使冠状动脉灌注压降低而引起心肌缺血。

4. 主动脉瓣关闭不全(aortic insufficiency)　多为风湿性，老年性主动脉瓣关闭不全显著增多，常伴有主动脉根部扩张。主要改变如下。①左心室容量过度负荷，慢性主动脉关闭不全左心室舒张末室壁张力增加，左心室扩大，室壁肥厚。②心室舒张期顺应性增加，虽然舒张末容量显著增加，但心室舒张末压增加有限。③左心室壁肥厚、扩大、基础氧耗高于正常，再则主动脉舒张压降低，有效冠状动脉灌注压下降，影响心肌氧供。尽管心脏做功可比正常大 2 倍，但在慢性主动脉关闭不全患者呈现心肌缺血机会并不常见，主要由于心脏做功增加是心肌纤维缩短而非心室张力增加，而主动脉瓣狭窄心肌做功增加主要是室壁张力增加。④病变后期心肌收缩性才受影响，引起心脏效能与每搏容量降低，收缩末容量增加，左心室舒张末压增加。⑤急性主动脉瓣关闭不全左心室大小及顺应性正常，左心室由于突然舒张期负荷过多，造成舒张压骤升从而降低返流量。但左心室每搏容量，前向性心排血量和动脉血压降低，通过交感代偿活动增加外周血管阻力与心率而维持血压，但这种代偿性地增加后负荷将进一步降低前向性每搏容量。⑥慢性主动脉瓣反流患者存在特征性的舒张期杂音，左心室腔扩大和脉压增宽，若脉压未达到收缩压的 50%，或舒张压大于 70mmHg(9.4kPa)，显著的主动脉瓣反流则不大可能。⑦若存在中等或严重主动脉瓣反流，返流量大于 6L/min，对如此返流量的主要代偿机制是增加每搏容量，其基本条件是维持适当的前负荷和外周血管的阻力正常或降低。由于主动脉瓣反流发生在舒张期，当心率减慢时，反流将严重增加，因此必须避免心动过缓。⑧中等度心肌收缩性降低一般可以很好耐受，但不能提供特殊收益。这类患者应用血管扩张药可以有益，但应注意主动脉舒张压(冠脉血流驱动压)已经很低，一般 30～50mmHg (4～6.7kPa)，进一步降低显然会引起心肌缺血的危险。

侵犯两个或更多瓣膜的疾病，称为联合瓣膜病或多瓣膜病。常见的原因是风湿性或感染性心内膜炎，往往先只有一个瓣膜病，随后影响到其他瓣膜。例如风湿性二尖瓣狭窄时，因肺动脉高压而致肺动脉明显扩张时，可出现相对性肺动脉瓣关闭不全；也可因右室扩张肥大而出现相对性三尖瓣关闭不全。此时肺动脉瓣或三尖瓣本身并无器质病变，仅只是功能及血流动力学发生变化。又如主动脉瓣关闭不全时，由于射血增多可出现主动脉瓣相对性狭窄；由于大量血液返流可影响二尖瓣的自由开放而出现相对性二尖瓣狭窄；也可因大量血返流导致左室舒张期容量负荷增加，左室扩张，二尖瓣环扩大，而出现二尖瓣相对性关闭不全。联合瓣膜病发生心功能不全的症状多属综合性，且往往有前一个瓣膜病的症状部分掩盖或减轻后一个瓣膜病临床症状的特点。例如二尖瓣狭窄合并主动脉瓣关闭不全比较常见，约占 10%。二尖瓣狭窄时的左室充盈不足和心排出量减少，当合并严重主动脉瓣关闭不全时，可因心排血量低而返流减少。又如二尖瓣狭窄时可因主动脉瓣反流而使左室肥厚有所减轻，说明二尖瓣狭窄掩盖了主动脉瓣关闭不全的症状，但容易因此而低估主动脉瓣病变的程度。又如二尖瓣狭窄合并主动脉瓣狭窄时，由于左室充盈压下降，左室与主动脉间压差缩小，延缓了左室肥厚的发展速度，减少了心绞痛发生率，说明二尖瓣狭窄掩盖了主动脉瓣狭窄的临床症状，如果手术仅解除二尖瓣狭窄而不矫正主动脉瓣狭窄，则血流动力学障碍可加重，术后可因左心负担骤增而出现急性肺水肿和心力衰竭。

（二）老年瓣膜置换术的麻醉处理

老年心脏瓣膜置换术麻醉处理的原则是提供平稳、适当的麻醉深度，避免加重已经异常的容量和（或）压力负荷，利用和保护机体的各种代偿机制，维持有效的前向心排血量，并尽可能减少并发症的发生。完善的麻醉与瓣膜手术时机、术前准备、围手术期处理准确与否等密切相关，并与手术成功与否、术后并发症、死亡率等相关，应高度重视。

1.术前准备与评估　瓣膜病患者病程不一、病情严重程度不同，甚至家庭背景、经济条件等因素导致其术前精神状态、心理准备等有巨大差异，术前医护人员应根据不同情况区别对待。无论瓣膜成形术或瓣膜置换术都使患者经受创伤和痛苦；置换机械瓣的患者还需要终身抗凝，这给患者带来不便。这些都应在术前给患者从积极方面解释清楚，给予鼓励，使之建立信心，精神安定，术前充分休息，做到在平静的心态下接受手术。

2.术前治疗　术前比较完善的处理与瓣膜置换术患者围手术期并发症、预后等直接相关，应特别重视术前处理，选择良好的手术时机。

（1）除急性心力衰竭或内科久治无效的患者以外，术前都应加强营养，改善全身情况和应用强心利尿药，以使血压、心率维持在满意状态后再接受手术。

（2）术前重视呼吸道感染或局灶感染的积极防治，必要时延期手术。

（3）长期使用利尿药者可能发生电解质紊乱，特别是低钾血症，术前应予调整至接近正常水平。

（4）重症患者在术前3～5d起应静脉输注极化液（含葡萄糖、胰岛素和氯化钾）以提高心功能和手术耐受力。

（5）治疗药物可根据病情酌情使用，如洋地黄或正性肌力药及利尿药可用到手术前日，以控制心率、血压和改善心功能。但应注意，不同类型的瓣膜病有其各自的禁用药，如β阻滞药能减慢心率，用于主动脉瓣或二尖瓣关闭不全患者，可能反而增加返流量而加重左心负荷；心动过缓可能促使主动脉瓣狭窄患者心搏骤停。二尖瓣狭窄合并心房纤颤，要防止心率加快，不应使用阿托品。主动脉瓣狭窄患者不宜使用降低前负荷（如硝酸甘油）及降低后负荷（钙通道阻滞药）的药物以防心搏骤停。

（6）术前合并严重病窦综合征、窦性心动过缓或严重传导阻滞的患者，为预防麻醉期骤发心脏停搏，麻醉前应先经静脉安置临时心室起搏器。

（7）对药物治疗无效的病情危重或重症心力衰竭患者，在施行抢救手术前应先安置主动脉内球囊反搏（intra aortic balloon pump，IABP），并联合应用正性肌力药和血管扩张药，以改善心功能和维持血压。

3.麻醉前用药　老年瓣膜置换术患者多数病程长、病变重、对手术存在不同程度的顾虑，因此除了充分的精神准备外，必要的手术前用药绝不可少，一般以适中为佳。常用哌替啶1mg/kg或吗啡0.1mg/kg和东莨菪碱0.3mg作为成人换瓣患者术前用药，达到解除焦虑、镇静、健忘和防止恶心、呕吐等有益的效果，而无显著呼吸和循环抑制。除抢救手术或特殊情况外，应常规应用麻醉前用药，包括术前晚镇静安眠药。手术日晨最好使患者处于嗜睡状态，以消除手术恐惧。

4.监测 瓣膜置换术期间监测应按体外循环心内直视手术监测常规，如ECG、有创动脉压、中心静脉压，无创脉率血氧饱和度、体温、尿量、血气分析和电解质等。ECG除监测心率与节律外，可同时监测心肌缺血表现即ST段改变，对麻醉、手术对循环影响、血流动力学处理效果等有重要意义。通过对动脉压及其波型分析，结合患者实际情况，并参照中心静脉压的高低，就可对患者情况做出符合实际的判断。瓣膜置换术患者，术前左室功能良好，用中心静脉压作为心脏前负荷的监测指标，虽然左、右心室有差别，特别对左室监测会失实，但毕竟简单、方便，且对右心功能不全监测有肯定价值，中心静脉压监测是老年瓣膜置换术患者监测常规。肺动脉、肺小动脉楔压监测则按患者需要选用。肺小动脉楔压在监测左心室前负荷较中心静脉压更为直接和可靠，但有些瓣膜患者左心室舒张末压、左房压和肺毛细管楔压之间的一致性有差异；肺动脉高压和肺血管硬化也会使监测结果失实。因此，在监测时应根据病情合理判断。麻醉、手术、体位等均可影响监测值，观察动态变化更有意义。左房压监测作为左心室前负荷指标，术中经房间沟插入细导管潜行经胸壁切口引出用于术后监测左房压，结合中心静脉压与动脉压及其波形监测和分析，就可较正确地监测左右心室前负荷，从而指导容量负荷治疗，对于术后需用扩血管药物的患者有价值。由于操作简单、方便，可供术后连续监测2～3d，一般只要预防气体进入导管，并在拔出外科引流管之前先拔出此导管，极少发生出血或其他并发症。经食管超声心动图(trans esophageal echocardiography，TEE)监测在瓣膜置换术期间有特殊价值，近年已广泛应用。麻醉诱导后置入食管超声，确认瓣膜疾病，判断瓣膜狭窄或关闭不全程度、心室心房腔大小、活动度等有重要意义。在瓣膜置换后瓣膜功能、心脏活动情况，特别是瓣膜成形术的效果有特别意义。也可用于监测换瓣患者瓣周漏。Sheikh等曾对154例瓣膜外科手术患者，手术期间用经食管超声心动图检查，证明有10例患者手术修复不当(6%)需立即进一步外科手术。虽然在此10例中有6例有异常V波或肺毛细管楔压升高，而其余4例患者血流动力学正常。认为只有经食管超声心动图检查，才能提示手术修复不完善。麻醉期间除了常规监测外，并应该依据患者的情况，外科手术的类别，术中血流动力学干扰的程度而增减。切忌主次不分，将精力集中于烦琐的操作而忽略了临床判断、分析和紧急处理。

5.麻醉 对瓣膜病患者选择麻醉药物应做全面衡量，通常考虑以下几方面问题。①对心肌收缩力是抑制还是促进。②对心率是加快还是减慢。某些病例因心率适度加快而可增加心排血量；心率减慢对心力衰竭、心动过速或以瓣膜狭窄为主的病例可能起到有利作用，但对以关闭不全为主的瓣膜病则可增加返流量而降低舒张压，增加心室容量和压力，使冠状动脉供血减少。③是否扰乱窦性心律或兴奋异位节律点，心律失常可使心肌收缩力及心室舒张末期容量改变，脑血流及冠状血流出现变化。④对前负荷的影响，如大剂量吗啡因组胺释放使血管扩张，前负荷减轻，对以关闭不全为主的瓣膜病则可能引起低血压；对以狭窄为主的瓣膜病也应维持一定的前负荷，否则也可因左室充盈不足而减少心排出量。⑤用血管收缩药增加后负荷，对以关闭不全为主的瓣膜病可引起返流增加和冠脉血流减少，从而可加重病情，此时用血管扩张药降低后负荷则有利于血压的维持。⑥对心肌氧耗的影响，如氯胺酮可兴奋循环，促进心脏收缩及血压升高，但增加心肌氧耗，选用前应衡量其利弊。

心脏瓣膜置换术的麻醉要求，以使各种药物对心血管功能的减损降至最低限度为原则。

对气管内插管和外科操作无强烈、过度的应激反应，改善心脏的负荷状况，保持血流动力学的相对稳定，并按药效和病情随时加以调整，复合全身麻醉的用药配合得当、品种和用量适宜、注药速度掌握合理。目前仍以芬太尼、舒芬太尼作为复合全身麻醉主药，配合适当的辅助用药，并按需吸入低浓度的卤族全身麻醉药，以维护心血管系统功能。

(1)麻醉诱导：麻醉诱导期处理十分重要，不恰当处理易致显著的血流动力学紊乱，严重者可致心搏骤停，需特别重视。在前述血流动力学监测外，即刻血气分析、电解质测定对及时发现意外异常、并及时处理异常有重要意义。尽管每家单位均有麻醉诱导常规，也切忌千篇一律。通常可以咪达唑仑 2～5mg 为基础，静脉麻醉药常用依托咪酯或丙泊酚，硫喷妥钠已很少应用。硫喷妥钠作用迅速、舒适，虽会引起静脉血管扩张，回心血量减少，但若用量小，静注慢，发挥此药快速使患者入睡作用，则对血压和心肌抑制作用并不明显，不必列为禁忌。依托咪酯对血流动力学影响较小，常用剂量为 0.2～0.3mg/kg。危重病患者宜减量。丙泊酚也常用于麻醉诱导，鉴于其在用药剂量大或快时，易致严重低血压，瓣膜置换术患者麻醉诱导剂量常用 1mg/kg，必要时追加。也有 TCI 模式用药，但药物靶控浓度宜选择较低浓度。麻醉性镇痛药常用芬太尼或舒芬太尼，宜缓慢应用直至麻醉计划用量，如出现严重血流动力学紊乱，应暂停用药，并处理紊乱。芬太尼常用诱导剂量 5～10μg/kg，舒芬太尼常用诱导剂量 0.5～1μg/kg。芬太尼、舒芬太尼用量大或相对偏大时易引起明显的心动过缓，可适当应用解迷走药物。潘库溴铵具有抗迷走作用，可抵消芬太尼所引起的心动过缓，曾作优选肌松剂，但目前应用逐渐减少。大剂量或较大剂量的芬太尼、舒芬太尼可引起血压下降，宜用适量血管活性药物。麻醉诱导期可有显著血流动力学变化，对此要有充分的准备，并及时治疗。麻醉诱导期间可出现需要心率较慢的患者(如二尖瓣狭窄患者)出现快房颤，需要较快心率的患者(如主动脉关闭不全患者)出现显著的心动过缓，麻醉诱导中出现血压骤降等。因此，麻醉诱导期需合理应用心血管活性药，调控血流动力学。

(2)麻醉维持：瓣膜置换术麻醉维持常以镇痛药为主的静吸复合全身麻醉，多数患者血流动力学保持稳定，管理方便。镇痛药可持续泵注配合间断静注。吸入麻醉药常用异氟烷、七氟醚或地氟醚，浓度宜 1MAC 以下，以避免吸入麻醉药对循环功能抑制作用。维持期间吸入浓度不宜经常调节，以避免麻醉深度波动对循环功能的影响。术中少数患者在某一时期显得麻醉深度不够，如在劈开胸骨时，可追加麻醉性镇痛药或静脉麻醉药，也可配合心血管活性药。全程吸入 0.5～1.0MAC 吸入麻醉药，对避免术中知晓有重要意义。任何单一药物均不能完全适合心内直视手术的全身麻醉要求，尤其是瓣膜置换患者，应该依据血流动力学改变特点决定取舍。

近年来在体外循环心内直视手术提出快通道概念，目的是使患者术后能及早拔除气管导管，缩短在 ICU 停留的时间，促使患者及早康复，节省医疗资源。因此要求麻醉工作者与外科医师共同努力，包括缩短手术时间、良好的心肌保护、减少术中失血和术后渗血、出血等。麻醉方面多侧重于应用吸入全身麻醉药以及短效镇痛药和静脉全身麻醉药。瓣膜置换患者则应根据瓣膜病变严重程度、心脏功能代偿、心脏扩大程度、是否存在肺高压和术前是否存在心力衰竭及其严重程度全面考虑后才能做出决定，原则上应积极处理好患者，创造条件，争取早期拔管。

(3)体外循环期间的麻醉：体外循环(cardiopulmonary bypass，CPB)开始阶段，由于 CPB 预充液的稀释，CPB 管道的吸收，吸入麻醉药或静脉麻醉药血内浓度将急剧下降，同时血管活性药物的血药浓度也降低。CPB开始阶段可出现麻醉和血流动力学不稳。为了避免发生，可在CPB前给予适量镇静、镇痛、催眠药，而肌松药通常不需特别增加。CPB期间血压除了与麻醉深浅有关外，与CPB转流量、血管张力、温度等有关，也可考虑调节血管张力的药物。需要时可应用硝酸甘油、钙离子拮抗剂、α-受体激动剂或拮抗剂等，维持MAP 60～80mmHg。CPB期间静脉麻醉药可直接注入CPB机或经中心静脉测压管注入；吸入麻醉药可将氧气通过麻醉机挥发罐吹入人工心肺机。

对重症心脏瓣膜手术患者术中应积极做好心肌保护，良好的心肌保护不仅是手术成功的基础，也是直接影响早期和远期手术效果的重要问题。主要措施有心表面冰屑外敷；在涉及主动脉瓣病变的手术中作冠状动脉顺行或逆行灌注；全部采用高钾含血冷停跳液的灌注方法(晶体液与血液比例为1∶4)，使心脏停搏于有氧环境，心肌细胞无氧酵解降低，减轻心肌缺血再灌注损伤。心脏复苏后辅助循环时间要足够，一般认为要达到主动脉阻断时间的1/3～1/2，灌注量必须逐渐减少。当血压平稳；心率＞70次/min；鼻咽温度、直肠温度分别达到37℃及35℃；心电图、血气参数正常；血钾4.0～5.0mmol/L；心脏充盈及收缩良好，手术野无活动性出血时可考虑停机。若血钾低应及时补钾，机器余血可经静脉回输，但每100mL需追加鱼精蛋白3～5mg。

(4)CPB后麻醉：瓣膜置换术CPB后常有短暂的血流动力学不稳，处理重点往往在心血管功能调控而忽视麻醉。麻醉不恰当会加重血流动力学不稳定。因此，应认真仔细评估、分析不稳原因。CPB后早期，心脏并未完全从CPB状态中恢复，尽管采取许多心肌保护措施，心脏难免有一定损害。心脏经历了手术，必然有损伤。尽管手术矫治了病损瓣膜，心肌功能适应新的瓣膜有一定时间。心脏前负荷、后负荷往往存在一定问题，血容量多少受到许多因素的影响，其中包括心血管活性药物的使用。因此，此时的麻醉宜使用对心血管功能影响较小的麻醉性镇痛药、苯二氮䓬类镇静药，麻醉药宜用小量的静脉麻醉药，尽量避免吸入麻醉药。

多瓣膜病或再次瓣膜置换手术患者CPB结束心脏复苏后多数需正性肌力药及血管扩张药支持循环，约1/3患者需安置心脏临时起搏器。在此期间需特别注意水、电解质、酸、碱等平衡，预防心律失常。

(5)手术后管理：近年来瓣膜置换手术成功率已有显著改善，主要由于手术前对不同瓣膜病变的病理生理改变有了充分了解、外科操作技术改进与熟练、良好的心肌保护以及麻醉监测技术的改进等综合因素。当瓣膜置换完毕，体外循环结束时，血细胞比容一般为25%左右，此时应首先回输自体血，然后根据计算所得的失血量输注库血补充血容量。若患者出现心动过缓，在排除温度的影响之后，可应用临时心脏起搏器，心率维持在80～90bpm。血压偏低可用多巴胺，每分钟用量可在3～10μg/(kg·min)范围内调整；必要时可应用小量肾上腺素。血压过高：外周血管阻力增加可用硝酸甘油。遇有术后心功能不全，血流动力学不稳定者，在排除潜在出血及机械性因素之外，应及早依据临床表现，左、右心室负荷，动脉血压及波形改变，在调整好血容量基础上，合理选用扩血管药和正性肌力药，提高心排血量，改善循环动力。瓣膜置换术患者中有部分术前已存在肺高压，以及扩大的心脏对支气管压迫引起部分肺不张，因此术后不宜过早拔除气管导管，一般持续6h左右，必要时应用机械通气至次日晨，以保证良好通气并有利于循环维持稳定。

（三）麻醉期间血流动力学调控

瓣膜置换术期间血流动力学调控是麻醉处理重点之一，尤其在重症瓣膜疾病患者。瓣膜病变所引起的病理生理学变化特点是处理的基础，处理中要充分考虑到麻醉、手术的影响。不同瓣膜病变术中处理重点与目标有所差异，应区别对待。

1.二尖瓣狭窄　以二尖瓣狭窄为主的瓣膜疾病患者在体外循环建立前心率的控制是血流动力学处理重点。此类患者多数为房颤心律，快房颤严重影响血流动力学，易致急性心衰发生，应积极处理。患者术前存在房颤患者常用洋地黄类药控制心室率，一般应连续应用至术前。患者入手术室出现快速房颤，多数由紧张、焦虑引起。在建立必要监测（如有创血压、ECG、SpO_2 等）的情况下给予镇静、镇痛药、心血管活性药，必要时开始麻醉诱导。镇静药首先咪达唑仑，剂量 1～5mg 为宜。可伍用少量麻醉性镇痛药，如芬太尼 0.05～0.1mg，或舒芬太尼 5～10μg。处理期间充分吸氧，必要时辅助/控制呼吸。如出现过度镇静可致通气不足，导致低氧血症和高碳酸血症，可诱发肺动脉高压，对患者极不利，应积极预防。在此期间追加洋地黄用量，效果往往较差，应慎用或不用。可给予少量短效的β-受体阻滞药艾司洛尔（10～50mg 缓慢注射），根据效果调整剂量。以心室率缓慢下降为宜。也可应用钙通道阻滞药、胺碘酮等控制心率。同时，泵注硝酸甘油 0.5μg/(kg・min)，并可逐渐增加剂量，减少静脉回流，有利于防治早期肺水肿。围手术期适度强心治疗有利于循环稳定，如用多巴胺 5～10μg /(kg・min)。

手术纠治完成停体外循环期间可出现低血压、心率和心律不稳等，常见原因有手术、瓣膜功能、心脏复苏不佳、血容量等，应认真细致分析原因后再治疗，切忌单纯依赖血管活性药物。常用正性肌力药有多巴胺，多巴酚丁胺，米力农，或肾上腺素等，应避免使用缩血管药，后者会加重肺动脉高压促使右心室衰竭。正性肌力药效果差或需大剂量时，多数有外科因素或心肌保护不佳，必要时重新建立体外循环。

麻醉性镇痛药的合理使用是避免术中心动过速的基础，但应注意大剂量镇痛药物可能导致严重的心动过缓。发生时宜给予适量的抗迷走药物。二尖瓣狭窄瓣膜置换术麻醉处理目标见表 3-11。合适的麻醉和心血管活性药合理使用能实现该目标。

表 3-11　二尖瓣狭窄麻醉处理目标

心率(次/min)	节律	前负荷	外周阻力	心肌收缩性
65～80	稳定	不变或略增	不变或略增	不变或略增

2.二尖瓣关闭不全　二尖瓣关闭不全患者麻醉与手术期间血流动力学调控目标：降低后负荷、避免心动过缓、增加心肌收缩力。

（1）左室前负荷：虽然增加和维持前负荷对确保足够的前向心排血量是有益，但二尖瓣关闭不全患者左房和左室腔的扩大增大了二尖瓣环和返流分数，所以增加前负荷不能普遍适用。对个别患者前负荷增加到最佳程度的估计应以患者对液体负荷的临床反应为基础。

（2）心率：心动过缓对于二尖瓣关闭不全的患者十分有害，因其可引起左室容量增加、前向心排血量减少和返流分数增加。在这些患者，心率应维持在正常或较高的水平。通常心室率能维持在 90 次/min 左右。许多患者，特别是那些慢性二尖瓣关闭不全的患者，手术时有房颤存在，心率的控制有时有困难。

（3）心肌收缩力：前向每搏量的维持取决于肥厚左室的功能。心肌收缩力的抑制可导致严重的左室功能不全和临床症状恶化。能够增加心肌收缩力的正性肌力药物可增加前向血流并因其能缩小二尖瓣环而减少返流。急性心肌梗死有严重的乳头肌功能失常或断裂致急性二尖瓣反流的患者，心肌收缩能力严重受损，需在使用血管扩张药保持前向血流的同时，给予正性肌力药物和（或）主动脉内气囊反搏（IABP）支持循环。

（4）体循环阻力：后负荷增加引起返流分数增加和前向心排血量减少。因此，需要降低后负荷，并应避免使用 α-受体兴奋药。硝普钠可降低左室充盈压并引起明显的前向心排血量增加。但对于缺血性乳头肌功能不全引起的急性二尖瓣关闭不全的患者，可选用硝酸甘油。

（5）肺循环阻力：大部分大量二尖瓣反流的患者会有肺循环压力升高，甚至出现右心衰竭。一定要注意避免高碳酸血症、低氧血症、一氧化氮和任何可以引起肺血管收缩反应的药物或其他治疗。

二尖瓣关闭不全血流动力学改变与主动脉瓣关闭不全类似，麻醉期间应保持轻度的心动过速，因为较快心率可使二尖瓣反流口相对缩小，同时维持较低外周阻力，降低前向性射血阻抗从而可有效地降低返流量。若能保持周围静脉适当的扩张，使回心血量有所下降，就可降低舒张期容量负荷过多和心室腔大小。由此可看出扩血管药对这类患者特别有益。在换瓣术后左心室将面对“新的”收缩压峰压、心室排血阻力增加，如何设法改善换瓣后心室负荷颇为重要，往往正性肌力药与血管扩张药不能偏废、缺一不可。二尖瓣关闭不全身麻醉醉处理目标见表 3-12。

表 3-12　二尖瓣关闭不全身麻醉醉处理目标

心率（次/min）	节律	前负荷	外周阻力	心肌收缩性
80～95	稳定	不变	降低	不变或略降

上述仅仅是血流动力学调控目标与处理原则，由于瓣膜病变常有联合瓣膜病，并可能有其他并发症，狭窄与关闭不全可以共存，造成不同的病理生理和血流动力学改变。为此应结合上述基本原则，通过术前各项检查，尤其是多普勒超声心动图检查和心脏功能状态的评定，围手术期麻醉、血流动力学动态变化，掌握主次，合理调控，方能实现理想麻醉。

3. 主动脉瓣狭窄　主动脉瓣狭窄患者麻醉与手术期间血流动力学调控目标是维持窦性心律、充足的血容量、避免心动过速。

（1）左室前负荷：由于左室顺应性降低及左室舒张末容量和压力升高，需要适当增加前负荷以维持正常的每搏量，而使用硝酸甘油可降低心排血量至危险的程度。因此后者应尽量避免。

（2）心率：主动脉瓣狭窄的患者不能很好地耐受心率过快或过慢。心率过快可导致冠脉灌流减少；而每搏量受限的患者，过慢的心率可限制心排血量。但如果必须做出选择的话，稍慢的心率（50～60 次/min）较偏快的心率（超过 90 次/min）为好，因其可留有一定的收缩时间来射血通过狭窄的主动脉瓣。任何性质的心动过速都必须即刻处理，对于快速室上性心律失常，可给予少量艾司洛尔 10～20mg/次或普罗帕酮每次 1mg/kg 或维拉帕米 1.25～2.5mg 缓慢静注，如无效，特别如出现 ST 段改变应电击复律，因为心动过速和有效心房收缩的丧失均可导致病情的严重恶化。心室兴奋性增高也应积极予以治疗，因为对于严重心律失常乃至室颤的患者电复律很难成功。

（3）心肌收缩力：每搏量通过心肌收缩状态增高而得以维持。患者不能很好地耐受 β-受体阻滞药，因其可引起左室舒张末容量增高和显著的心输出量下降，导致临床状态严重恶化。

（4）体循环阻力：左室射血的后负荷的大部分来自狭窄的主动脉瓣，因而是固定的。体循环血压降低对减小左室后负荷作用甚微。然而，主动脉瓣狭窄患者的肥厚心肌极易发生内膜下缺血。冠脉灌流有赖于足够的体循环舒张期灌注压的维持。虽然用α-受体激动药提升血压对总的前向血流几乎毫无作用(心室射血的主要阻抗来自主动脉瓣)，但它可以增加冠脉灌流，可适量使用。常用去氧肾上腺素 0.1～0.2mg 静注，部分患者可有室上性心动过速治疗效果。

(5)肺循环阻力：除了晚期的主动脉瓣狭窄，肺动脉压保持相对正常。不必对肺血管阻力进行专门处理。

主动脉瓣狭窄手术麻醉处理目标见表 3-13。

表 3-13　主动脉狭窄麻醉处理目标

心率(次/min)	节律	前负荷	外周阻力	心肌收缩性
70～85	窦性	略增加	不变或略增	不变或略降

4. 主动脉瓣关闭不全　主动脉瓣关闭不全患者麻醉与手术期间血流动力学调控目标维持是充足的血容量、较快的心率并避免后负荷增加。

(1)左室前负荷：由于左室容量的增加，前向血流的维持有赖于前负荷的增加。这类患者，应避免使用引起静脉舒张的药物，因其可降低前负荷而致减少心输出量。

(2)心率：主动脉瓣关闭不全的患者随着心率的增加前向心排血量明显增加。心率增快使舒张期缩短而使反流分数降低。由于可保证较高的体循环舒张压和较低的左室舒张末压力，心率增快实际上使心内膜下血流得到改善。另一方面，心动过缓可使舒张期延长，反流增加。应当维持心率 90 次/min 左右，可改善心排血量而不引起缺血。主动脉瓣关闭不全的患者常为房颤心律，只要心室率控制尚可，恢复窦性心律并不十分迫切。

(3)心肌收缩力：必须维持左室收缩力。在左室功能受损的患者，使用纯β-受体激动药可通过舒张外周血管和增强心肌收缩力而使每搏量增加。但通常用适量多巴胺即可。

(4)体循环阻力：在正常情况下，慢性主动脉瓣关闭不全的患者通过外周小动脉舒张可基本代偿心排血量的受限。降低后负荷可使前向心指数进一步得到改善。后负荷增加可降低每搏做功并显著增加左室舒张末压力。对于左室受损的晚期主动脉瓣关闭不全患者，降低后负荷最为有益。

(5)肺循环阻力：除非伴有严重左室功能不全的晚期主动脉瓣关闭不全患者，肺血管压力皆可维持相对正常。

麻醉时应避免增加左心室后负荷，使外周血管阻力保持在较低水平，从而可增加前向性血流，降低返流分数，适当增加心率可降低返流量和心腔大小。患者对麻醉耐受良好，麻醉和手术期间出现血压过高、外周血管阻力增加可用血管扩张药如硝普钠、酚妥拉明，部分患者需同时做容量支持，个别患者会出现无法解释的心动过缓，引起左心室腔严重扩大，阿托品常无效而需静脉滴注异丙肾上腺素，若心包已切开则可直接采用心脏起搏，提高心室率。主动脉瓣关闭不全身麻醉醉处理目标见表 3-14。

表 3-14　主动脉瓣关闭不全身麻醉醉处理目标

心率(次/min)	节律	前负荷	外周阻力	心肌收缩性
85～100	窦性	不变或略升	不变或略降	不变

二、老年冠状动脉旁路移植术麻醉

我国冠心病的发病率快速上升，且发病年龄呈年轻化趋势。几十年来冠心病防治工作取得巨大进展。随着医疗技术进步、寿命延长，心内科冠心病防治的进展，越来越多冠心病患者到老年阶段接受冠状动脉旁路移植手术（coronary artery bypass grafting，CABG）。上海交通大学医学院附属仁济医院施行 CABG 患者 65 岁以上患者占 61%。CABG 术是治疗冠心病的重要、可靠方法之一。近年非体外循环 CABG 手术（off-pump coronary-artery bypass grafting，OPCABG）迅速发展，早期和最近一项国际多中心前瞻性的研究资料均显示手术效果与常规 CABG 术相仿，虽然吻合满意度略欠，但术后恢复、住院时间和费用却优于常规 CABG 手术。远期效果目前尚无结论。微创 CABG 手术包括小切口、机器人搭桥等，也为患者提供了更多的选择。老年 CABG 患者多为多支病变，很少接受微创 CABG 手术。

老年 CABG 麻醉关键和重点是对疾病病程、严重程度、并发症处理等全面了解和评估，有扎实的心血管疾病诊治基础、具有丰富的麻醉处理经验，合理应用心血管活性药物，确保围手术期心肌氧供需平衡。麻醉医师熟悉冠心病患者解剖、生理、病理生理等变化，优化麻醉处理，以使患者顺利度过围手术期，并有较好的转归。

（一）老年冠心病患者病理生理学特点

冠心病患者病理生理主要特点心肌氧供需失衡。心肌氧供的决定因素包括：动脉血氧含量和冠脉血流。冠心病患者冠脉血流因动脉狭窄而锐减。动脉血氧含量由血红蛋白浓度、血氧饱和度和氧分压决定。老年冠心病患者因可能合并呼吸功能下降、贫血等导致动脉血氧含量下降，导致缺血耐受降低。冠脉血流（coronary blood flow，CBF）与冠状动脉灌注压（coronary perfusion pressure，CPP）成正比，与冠状血管阻力（coronary vascular resistance，CVR）成反比，即 CBF＝CPP/CVR。影响 CVR 的因素如表 3-15。正常冠状血管血流的调节与血管内皮细胞功能的完整性有着密切的关系。人体心肌中，微血管与心肌细胞的比例几乎为 1∶1，但正常时，仅 3/5～4/5 的微血管处于功能状态。当活动增强时，心肌氧耗增加，或因氧供不足，均可使另 1/5～2/5 的微血管开放，CVR 降低，冠脉血流量增多，促进心肌细胞内氧弥散。此外，冠状血管还存在侧支循环，大多处于非功能状态，但当局部冠脉阻塞，血流减少时，侧支循环扩张开放，恢复阻塞部位的血流。但此作用并非即刻发生。

表 3-15　影响 CVR 的因素

	CVR 升高	CVR 下降
代谢性	O_2↑ CO_2↓ H^+↓ NO↓	O_2↓ CO_2↑ H^+↑ NO↑ 乳酸、腺苷↑
自主神经系统	α 肾上腺能受体↑	β 肾上腺能受体↑
	胆碱能受体↑	
	血管升压素↑	前列环素↑
内分泌	血管紧张素↑	
	血栓素↑ 5-羟色胺↑ ADP↑	

冠状动脉灌注压（coronary perfusion pressure，CPP）可影响冠脉血流，而 CPP＝DBP－LVEDP。因此，保持正常或稍高的动脉舒张压（DBP）；降低左室舒张末压（LVEDP）；减慢心率，可维持良好的冠状动脉灌注压。

左心室冠脉血流 85%来自舒张期，收缩期仅 15%，且分布于心外膜。而左心室内膜下血供的特点是间断供血，即在收缩期血供中断，舒张期血供恢复，这与右心室不同。加之心内膜下血管扩张储备能力有限，故心内膜下易发生缺血。

冠状动脉管腔狭窄或完全堵塞是引起心肌缺血的最基本病变。①冠脉供血不能满足心肌氧耗引起心肌缺血是稳定型心绞痛的发病机制，血流量下降与血管内径缩小成正比，下降量为内径缩小的4次方。血管内径减少50%，相当于血管横截面积减少75%，在这种情况下，患者活动后就可出现心绞痛症状。若内径减少75%，则血管横截面积下降达90%，即使患者在休息，也可出现心绞痛。心肌缺血的范围和程度，取决于冠脉阻塞的部位和狭窄的程度。如左冠状动脉主干病变，可导致左心室大面积的缺血。长而弥漫性的病变，血管轻度收缩即可造成远端严重缺血等。②冠状动脉正常，因缩舒功能障碍所致的冠脉痉挛，是变异性心绞痛或痉挛性心绞痛的发病机制。③冠状动脉粥样硬化斑块破裂时，使血栓素等多种介质释放，导致冠脉痉挛，斑块处血栓形成，产生完全或不完全的冠脉阻塞，这是急性冠脉综合征(acute coronary syndrome，ACS)的发病机制。

决定心肌氧耗的因素有心率、心肌收缩性、室壁张力。

1. 心率　若每次心跳的氧耗相对固定，则每分钟心肌氧耗将随心率而改变。但实际上，心率加快成倍，心肌氧耗超过心率增快的倍数。围手术期控制良好心率是管理重要目标之一。

2. 心肌收缩性　心肌收缩性反映了心脏的泵功能，心肌收缩增强，氧耗也增加。但至今尚无方法定时测定心肌收缩性，以计算心肌氧耗。围手术期维持合适心肌收缩性对血流动力学平稳具有重要意义。

3. 室壁的张力　心室壁的张力与收缩时心腔内压(后负荷)、心腔大小(前负荷)乘积成正比，而与室壁厚度成反比，即室壁张力＝压力×半径/2(室壁厚度)。

(1)心室腔压力：心腔压力升高则氧耗也升高。因此，麻醉中应尽可能降低后负荷。

(2)心腔大小前负荷是决定心腔大小的重要因素之一，因此，降低前负荷，可减少室壁张力，使心肌氧耗下降。例如，使用硝酸甘油能使静脉扩张，可降低前负荷，从而减少心肌氧耗。

(3)室壁厚度可使室壁张力降低，心室肥厚时，即使肥厚的组织需要更多的氧，但室壁各部分的张力下降。慢性高血压或主动脉狭窄，使后负荷升高，致使心室肥厚，而室壁张力下降。从表3-16提示心肌氧供和氧耗的影响因素。麻醉处理的目标，应提高和保证氧供，同时，要降低氧耗。心动过速对生理危害最大，因为心动过速不仅使心肌氧耗增加，同时氧供也减少。

表3-16　心肌氧供和氧耗的影响因素

指标	氧耗	氧供	氧平衡
心率减慢	↓	↑	正
RAP或PAWP降下	↓	↑ *	正
心率增快	↑	↓	负
RAP或PAWP升高	↑	↓	负
体温高	↑	0	负
体温低	↑↓	↓	有变化
MAP下降	↓	↓	有变化
MAP升高	↑	↑	有变化
Hb低	↓	↓↑	有变化
Hb高	↑	↑↓	有变化

注：↑增加，↓减少，↑↓增加或减少，0无变化，*充盈压急剧下降使CO下降。

冠心病患者，术前已有心肌缺血(myocardial ischemia，MI)，围手术期任何导致心肌氧供减少或氧耗增加因素，都可能加重或诱发新的心肌缺血，其中约50%与术中血流动力学变化有关(心动过速、低血压或高血压)。由于术中出现心肌缺血的患者比较容易发生围手术期透壁性心肌梗死，因此，分析心肌缺血的原因，早期诊断，以及积极预防和治疗，是非常重要的。围手术期导致心肌缺血加重原因见表3-17。

表3-17　冠状动脉旁路术患者围手术期心肌缺血原因

	转流前	转流中	转流后
患者因素	高度紧张焦虑		
	左主干和(或)多支病变		
	缺血性心功能不全		
血流动力学异常	急性冠脉综合征(ACS)	冠状动脉痉挛	冠状动脉痉挛
	心动过速	室颤	心动过速、心律失常
	低血压	心脏突然扩张	低血压、高血压
	高血压		心肌收缩力过度增强
麻醉和药物	穿刺等疼痛刺激	浅麻醉	浅麻醉
	气管插管	缺氧	低温
	浅麻醉	过度通气致低碳酸血症	缺氧
	缺氧		低碳酸血症、低钾、低镁
	过度通气致低碳酸血症		低血容量或容量过荷
	低钾、低镁		心血管活性药物过量
	低血容量或容量过荷		肺过度扩张(影响乳内动脉吻合口)
	心血管活性药物		未纠正的贫血
外科操作	切皮	移植血管损伤、扭曲	血栓形成(血管移植)
	剖开胸骨	误伤靶血管	血管吻合后部分阻塞
	解剖主动脉根部	吻合不佳	动脉粥样硬化碎片或空气栓塞
	探查冠脉血管	主动脉壁钙化、损伤	
	放置体外转流管道	主动脉粥样硬化斑块脱落	
体外转流		体循环平均灌注压过低	
		术中心肌保护不充分	
		主动脉阻断时间过长	
		栓子(空气，血栓，其他物质)	
		血液稀释后贫血	

(二)麻醉处理

老年CABG术通常在体外循环下或非体外循环下施行，因病情原因很少能腔镜下完成，或快周转手术。本部分主要讨论体外循环下或非体外循环下CABG术麻醉。

1. 体外循环下CABG术麻醉　常规CABG手术通常指在低温体外循环和心脏停搏情况下进行血管吻合术，手术切口为胸骨全部锯开，是目前常用的方法之一。CABG麻醉处理的目标是：①避免心肌氧耗增加；②预防心动过速；③防止平均动脉压/心率比值<1.0；④及时

治疗围手术期心肌缺血。

(1)术前准备:术前应全面地进行心脏功能的评估。包括是否存在心绞痛或心肌梗死的病史,是否存在左心或右心功能衰竭,同时应通过实验室和辅助检查全面地判断心血管功能。

采用动态心电描记和记录装置,以及连续测定ST段变化趋势,可提高术前患者心肌缺血的检出率。有报道发现42%的CABG患者,术前已有心肌缺血,其中大部分患者(87%)是隐性的。通过ECG还可发现心肌梗死的部位,评估严重程度;估计左、右心室肥厚和左、右心房扩大;检测心律失常等。但正常心电图不能排除冠心病的存在,有25～50%冠心病伴稳定型心绞痛患者ECG正常。

老年患者术前很少能行运动试验。在运动前、中和运动后监测ECG,S-T段移动1mm即有诊断意义,其变化可分3类:①运动时,ST段短暂压低,但运动后1min消失;②运动中ST段压低,运动后恶化,最终消失;③S-T段抬高,起因于变异性心绞痛,或陈旧性瘢痕组织。通常②见于严重得多支冠状动脉病变,或左冠状动脉病变;而①则见于单支血管病变或双支轻度病变。对于不能进行运动试验的患者,可做药物负荷试验。

冠状动脉造影术可明确冠状动脉病变部位和狭窄程度,还可判断冠状动脉侧支循环、远端弥散性病变、冠状动脉痉挛和血栓形成等,为治疗提供准确的依据。心血管造影术可计算射血分数,以评价左心射血功能,也可从心室舒张期末显影,测量LVEDV,以评价心肌功能。磁共振成像(MRI)提供精确的心室收缩和舒张末的容积及室壁的运动状态,是评价心室功能的金标准。

二维超声心动图通过测量收缩末和舒张末的心腔容积,计算左或右心室射血分数(EF)、SV、CO等,评价心功能,并可判断室壁活动正常、低下、反常和消失,以评价心肌功能。心肌造影超声心动图可对冠状动脉病变和冠状动脉储备进行评价。实时三维超声心动图通过三维全容积图像扫描采集数据,运用三维简单定量(3DQ)和三维高级定量(3DQA)分析系统,通过计算左心室容积、EF、SV来评价左室整体功能,根据左室17节段模式,生成牛眼图,直观定位各节段室壁。其对心脏结构和容积的评价准确度接近MRI,而因其无创、快速、准确的优点,使之成为目前临床上更受欢迎的检查方法。

术前访视患者除按全身麻醉常规要求外,还要针对心脏手术患者的特点,消除患者的思想顾虑,做好解释工作。术前1d晚给镇静安眠药,如地西泮、咪达唑仑等。患者心功能尚佳者,术前1h,肌注吗啡0.1mg/kg、东莨菪碱0.005mg/kg,老年和心功能差的患者剂量宜适当减少,必要时手术室内根据患者情况再补充用量。

术前不需要停止服用β受体阻滞剂。β受体阻滞剂可减轻血流动力学对手术的反应,降低与心率增快有关的心肌缺血发病率,转流后也不会抑制心脏工作。反之,术前突然停止用药,可发生心肌缺血、高血压,以及因β受体密度增加而继发心动过速。但长效的β受体阻滞剂(如阿替洛尔等)应在术前3d改为短效药物(如美托洛尔)。此类患者出血和低血容量时,反射性心率增快常不明显,不能作为判断的指标。

术前服用钙通道拮抗剂者不必停药,但术前用硝苯地平和地尔硫䓬会降低对去氧肾上腺素的升压反应,故术前出现低血压而用去氧肾上腺素治疗时,应适当增加剂量。许多抗高血压药物均可降低房室传导,引起心动过缓和心肌抑制,尤其是合并β受体阻滞剂时,可能发生严重的心脏阻滞,应予以高度警惕。

洋地黄类药物应在术前24h停药。如心衰合并快室率房颤,则洋地黄可持续给药直至手术日晨。但CPB后洋地黄中毒的问题必须加以重视，及时纠正低钾血症，避免血钙增高和酸碱失衡。

抗血小板药如阿司匹林、氯吡格雷(氯吡格雷)术前停药。急诊手术可输注血小板改善凝血功能。

(2)麻醉前准备：入手术室后，常规ECG、脉搏氧饱和度、无创血压等监测。有条件先接上Ⅰ、Ⅱ、Ⅲ、AVR、AVF、AVL和V_5导联，以便与过去比较，并作为术前基础检查。常规面罩或鼻导管吸氧。开放外周静脉，静注咪达唑仑1～2mg或右美托咪定(0.5～1μg/kg，连续输注≥10min)，确保患者处于安静状态。常规作桡动脉穿刺置管，直接动脉测压，同时抽动脉血进行血气分析。安静状态下或麻醉后经右颈内静脉或右锁骨下静脉，置管测CVP，并经静脉输液、给药。

老年CABG患者常规置入肺动脉导管(PAC)。PAC的指征如下。①左心室收缩功能减退，表现为EF小于40%，大面积室壁收缩低下，局部室壁无收缩或反常运动，存在室壁瘤，或新出现的心肌梗死。②左心室舒张功能减退，测PAWP比RAP更能反映LVEDV。③不稳定型心绞痛，左冠状动脉疾病，重度3支冠状动脉疾病，以及大面积心肌病变。④冠心病伴有瓣膜疾病，包括二尖瓣关闭不全继发乳头肌或心室功能减退。⑤肺动脉高压，通过PAC计算PVR。⑥右心室舒张和收缩功能减退。在放置PAC过程中应严密监测ECG、MAP等，及时处理心律失常、心肌缺血、血压波动等。

麻醉诱导前进行各项操作，如外周静脉、桡动脉、颈内静脉穿刺置管时，应保持患者安静、无痛，避免心率增快和血压升高，若出现心动过速或高血压，应及时处理。诱导前一旦发现心肌缺血，即应积极治疗，硝酸甘油为首选，采用微泵注射随时调控剂量，及时纠正心肌缺血。

(3)麻醉诱导和维持：CABG术麻醉诱导方法和麻醉药、肌松药等的选择，主要取决于患者的心功能、冠状动脉病变部位和阻塞程度、手术方法，以及药物对血流动力学的影响和药物剂量。

左心室功能差(EF小于40%)患者麻醉诱导以静脉为主，避免吸入强效全身麻醉药和氧化亚氮。依托咪酯诱导量(0.3mg/kg)不影响心率和心排出量，适用于心功能差的患者，但气管插管时不能防止心率和血压升高。注射速度太快，则可引起四肢肌肉抽搐，应予注意。异丙酚虽同样具有降低SVR和MAP的作用，但HR不增快，抑制心肌的作用轻微。常用诱导剂量为1～2mg/kg静脉注射，动脉收缩压降低明显，而采用靶控输注(TCI)方法诱导，血流动力学稳定性好，常用剂量为2～4μg/mL。对于高龄、体弱和心功能低下者血浆TCI较安全，反之，选用效应室TCI更为合理。右美托咪定是高选择性α_2肾上腺素能受体激动剂，具有强效镇静作用，及抗焦虑和镇痛作用，其中枢交感抑制和外周血管收缩作用使HR减慢，MAP、CO降低，SVR升高，有利于术中控制心率和血压，对缺血性心脏病手术更为合适。诱导前使用可降低气管插管时的血流动力学波动，负荷剂量为0.5～1μg/kg静脉注射10min完成，维持剂量0.2～0.7μg/(kg·h)。对于严重心动过缓、Ⅱ度以上房室传导阻滞、低血压和容量不足者慎用右美托咪定。芬太尼仍是目前心脏手术最常用的麻醉性镇痛药，联合药物诱导时常用量为5～20μg/kg缓慢静注。舒芬太尼在心脏手术麻醉中的应用日益广泛，其具有镇痛作用强，时效长，血浆浓度稳定，无蓄积等优点。常用量为1～4μg/kg缓慢静注。联合使用异丙酚TCI及右美托咪定时，推荐舒芬太尼诱导剂量为0.5～1μg/kg，可以获得更好的循环稳定性。肌松剂罗库溴铵和米库氯铵在临床麻醉中已广泛使用，尤其适合于心功能差的患者做气管插管术。前者有中度迷走神经抑制作用,可能有心率加快,血压轻度升高,但无组胺释放作用。后者对自主神经和心血管均无不良反应。两药均在 2min 起效,米库氯铵的作用时间更短,只有 14min。顺阿曲库铵、维库溴铵对 HR、BP、心肌收缩性影响小,适用于心功能差的患者,但起效时间长,需 2~4min。琥珀胆碱、泮库溴铵对 HR、心律、BP 影响较大,宜慎用。

左心室功能尚佳(EF 大于 40%)的患者麻醉诱导可选静脉麻醉或静脉复合吸入麻醉。常用的静脉麻醉药是咪达唑仑和异丙酚,辅用右美托咪定。同样可以选用异丙酚效应室 TCI、右美托咪定持续注射联合的方式。芬太尼的用量可根据患者的具体情况选择,推荐中低剂量。肌松药可选用罗库溴铵或米库氯铵。在用上述药物期间,可同时吸入异氟烷或七氟烷,两者对循环抑制轻,七氟烷不兴奋交感系统,更适合高血压而伴心率快者,而异氟烷可使 HR 稍增加,适用于老年患者心动过缓而 BP 正常者。冠心病伴高血压而 HR 正常时,除采用上述方法外,可用硝酸甘油调节血管张力,控制血压,避免深麻醉抑制循环功能。

左冠状动脉主干疾病或已有严重心衰的危重患者,尤其是合并室壁瘤、室间隔穿孔、急性左心衰的患者,需要依赖较高的交感张力维持血流动力学稳定。交感张力突然降低,可因血压下降导致左心室心肌血供中断,而出现心搏骤停。因此,麻醉诱导时应预防发生低血压,避免突然降低交感张力。诱导方法以静脉麻醉为主,慎用吸入麻醉药。静脉麻醉的用药与左心功能差的患者相同,但用药剂量更应按患者对药物的心血管反应加以调整,患者的个体差异很大,切忌使用快速诱导法,或按药物常规剂量给药。必要时,可用小剂量去甲肾上腺素持续泵注,或术前放置 IABP,改善冠脉灌注压。

麻醉维持方法通常采用静吸复合麻醉,静脉麻醉药、麻醉性镇痛药、肌松剂与吸入全身麻醉药合并使用,具有相互取长补短的优点,既达到合适的麻醉深度,满足手术过程中不同刺激强弱的需要,又保持循环稳定。现在常用的吸入麻醉剂如七氟醚、地氟醚、异氟烷等,都有不同程度的心肌保护作用,而七氟醚因不增加交感兴奋性,更适合于 CABG 术。有临床和实验研究证实术中七氟醚持续吸入保护心肌的作用更佳。右美托咪定的药物作用特点,使其可以在麻醉维持期持续静脉注射,从而减少静脉麻醉药用量,有助于体外转流中维持血流动力学稳定。应熟悉 CABG 手术程序,通常在切皮、锯胸骨、分离主动脉根部、上下腔静脉、置胸导管和缝合胸骨等操作时刺激较大。心功能差、左冠状动脉疾病等患者,应避免吸入高浓度全身麻醉药。在强刺激操作前,可先静注芬太尼 0.1~0.21mg,或舒芬太尼 10~20ug,同时适当加大吸入全身麻醉药浓度。体外循环转流前和转流中,也应适当追加肌松药、静脉全身麻醉药等,以维持转流中足够的麻醉深度,避免发生术中知晓。体外转流后到手术结束前,仍应维持合适的麻醉深度,继续使用异丙酚,慎用吸入全身麻醉药,按需追加芬太尼、或舒芬太尼以及非去极化肌松药,也可采用持续泵注方法,确保麻醉平稳。防止浅麻醉引起体动、心率增快和血压升高。

(4)体外循环转流后处理:有报道有相当数量的患者,即使 CABG 手术很成功,但转流后心肌缺血依然存在,用 TEE 检测转流后心肌缺血的发病率为 36%,其中 85%患者术后发生并发症。转流后用 ECG 监测,有报道心肌缺血发病率为 40%~75%。与术前、术中心肌缺血发病率比较,显然术后心肌缺血发生率较高,原因与心率增快有关。因此,转流后继续维持循环稳定,预防心动过速、高血压等,以避免各种原因诱发心肌缺血。通常采取以下措施:①保持患者完善的镇痛和镇静;②充分给氧,维持良好通气;③加强各项监测;④维持循环平稳;⑤预防感染,防止术后高热;⑥预防和治疗术后并发症。

2. 非体外循环冠状动脉旁路吻合术(OPCABG)的麻醉　在体外循环和心脏停搏情况下施行 CABG 手术有许多优点,但手术并发症较多,如主动脉损伤、血栓形成和中枢神经系统障碍等,体外循环导致的机械损伤、全身炎性反应综合征(SIRS)、出凝血机制障碍等;钳闭主动脉、降温等导致心肌缺血和再灌注损害等。为避免这些并发症,从 20 世纪 70 年代就开展了非体外循环冠状动脉旁路移植术(OPCABG),并有诸多的临床研究和相关报道,早期和近期的研究都得出了相近的结果。最近的是由加拿大麦克马斯特大学人口健康研究学会牵头的国际多中心(包括我国多家医院参加)的关于体外-非体外冠脉旁路移植术前瞻性的流行病学研究,其 30d 结果的报告提示,两种手术方式近期的死亡率、术后心肌梗死、卒中、或需要透析的肾衰无显著差别,OPCABG 可以减少输血和降低因围手术期出血再次手术率,但也因吻合满意度不如 CABG 而增加了早期再次手术的风险。

对于有严重脑血管或外周血管病变、严重肺部疾病、肾衰竭和一些高龄的患者,外科医生目前更倾向于选择 OPCABG。随着器械、药物和技术的改进,OPCABG 可以和常规 CABG 同样完成多支冠状动脉的移植,但术中对血流动学的干扰更甚,因此也需要更多的干预措施,包括药物。TEE 和 PCA 提供了有益的帮助,但在心脏位置改变时两者的准确性都受到影响。早期要求严格的控制心率 50～60 次/min,便于手术操作。随着心脏表面固定装置的出现和不断改进,心率已经不是影响外科操作的主要因素,而心脏位置的扭转、固定器压迫、吻合靶血管阻断血流等造成的 CO、SV、EF 降低和心肌缺血等问题,是麻醉医生必须及时判断和处理的关键。

OPCABG 患者麻醉准备、诱导和维持原则与常规 CABG 术相同。进行 CABG 手术时,暂时钳闭冠状动脉分支难免造成心肌局部缺血。在冠状动脉分支重度狭窄患者,由于心肌局部侧支循环较丰富,足以代偿以免发生心肌缺血;当冠状动脉分支狭窄程度不严重时,因局部侧支循环不够丰富而不能代偿时,可诱发心肌缺血,常表现心律失常、低血压或急性循环虚脱。因此,加强监测十分重要。除常规心电图外,有条件的可选择漂浮导管和经食管超声心动图监测血流动力学变化。

缺血性预处理指吻合血管前以机械或药物造成短时间的冠状动脉缺血的状态,如钳闭冠状动脉、吸入全身麻醉药或阿片类药物等,预处理可减少缺血再灌注损伤。目前药物预处理的临床研究正在深入地进行,已有越来越多的证据表明吸入全身麻醉药对心肌具有明显的保护作用,可以减少再灌注后心肌的损伤。

OPCABG 搭桥期间抗凝治疗与体外循环下 CABG 稍有区别。为预防血管吻合口血块凝集,在非体外情况下通常部分或全部肝素化,可按肝素 1mg/kg 静注给药,确保 ACT 300s 以上或根据术中需要增减剂量。

OPCABG 术中外科操作对血流动力学影响巨大,需合理使用短效血管活性药等调控血流动力学。在探查病变血管、放置固定器时,心脏的位置发生扭转,心腔变形,以 LCX 或 OM 为最甚,其次是 PDA 和 PL,常需要给予血管活性药和扩容,部分严重心脏抑制的患者需要正性肌力药支持,包括肾上腺素、多巴酚丁胺、米力农等。血管活性药物包括去氧肾上腺素和去甲肾上腺素。OPCABG 术中吻合不同动脉支时对血流动力学影响差距巨大,处理有较大差异。通常吻合 LAD 和对角支时对循环影响较小,通过放置头低脚高体位和补充容量,大部分患者可以平稳渡过,少数需加用血管活性药。当吻合 LCX 和 PDA 时需要提起心尖部使心脏处于垂直位,造成左心室扭转,右心室受压,心排血量和体循环血压下降明显,除保持头低脚高位外，需使用血管活性药物。吻合 RCA 近端时可因阻断血流而至房室结动脉缺血，造成房室传导阻滞，出现严重阻滞时，必须立即解除阻断，恢复血流。心动过缓导致循环无法维持时，可给予多巴酚丁胺、肾上腺素，必要时做人工心脏按压，帮助心室排出过多的血液，降低前负荷，恢复正常心率。术前已有Ⅱ度以上房室传导阻滞或术中心动过缓无法耐受 RCA 阻断者，应及时安装临时起搏器。

对伴有心室舒张功能障碍，左心衰和肺动脉高压的患者，应注意保护心肌的收缩力，米力农具有正性肌力作用的同时可以改善心肌的顺应性，并可舒张肺动脉和体循环阻力血管，降低左右心的后负荷，对上述患者极为有利。

采用全动脉化移植时，常选取桡动脉作为移植血管，为避免发生桡动脉痉挛，需使用地尔硫䓬持续静脉注射，剂量为 0.5～1μg/(kg·min)。对已有心功能不全或不能耐受心率减慢、心肌收缩力下降的患者，可用多巴酚丁胺、米力农对抗地尔硫䓬的心脏抑制作用，必要时暂停地尔硫䓬，严重心脏抑制时可加用肾上腺素，安装临时起搏器。

OPCABG 术中对心肌的刺激无法避免，保持稳定的内环境和正常的电解质，可以降低心肌的应激性，减少心律失常的发生。低碳酸血症可使冠状动脉发生痉挛，血钾降低，可导致心肌缺血和心律失常。应维持 $PaCO_2$ 在 38～45mmHg，血钾 4～5mmol/L。

对 OPCABG 术的患者保温非常重要，过低的体温可能导致冠脉或移植血管痉挛，并影响凝血功能。围手术期患者体温应保持在 36℃。

在非体外情况下行 CABG 手术，有可能因估计不足而发生意外，如乳内动脉显露不够满意、冠状动脉分支病变估计不足、术中出现血流动力学严重不平稳等。为保证手术安全顺利地进行，需改行体外循环下 CABG 手术，故应备好体外循环。

第三节　老年急性手术麻醉

手术患者高龄化是麻醉医师面临的现实问题。老年患者术前并发症和术后并发症发生率较高。麻醉医师对老年患者麻醉尤其是老年患者急症手术麻醉往往准备不足和考虑欠周密，缺乏一整套理论指导和临床实践规范。

对于麻醉医师来说，老年急症手术更为棘手。在临床处理过程中，应在遵循临床麻醉的一般原则的同时注意老年患者的特殊性，麻醉前应全面评估病情，麻醉期间和麻醉后严密观察并积极妥善处理。

一、老年急症手术麻醉的特点

老年急症麻醉既有急症手术麻醉的特点，又有老年人麻醉的特点。急症手术是老年患者非心脏手术后不良结果的独立预测因子。老年人急症手术的死亡率约为同龄择期手术的 20 倍，ASA 分级高于Ⅲ级的急症手术死亡率更高。

老年急症手术麻醉的特点如下。①病情急，难以进行全面系统检查及充分术前准备，脏器代偿能力差，多合并心、肺、脑等器官的一种或几种基础疾病，手术麻醉的危险性增大。应积极治疗原发病及伴随病变，术前充分准备和评估，慎重选择麻醉方法，尽可能缩短手术时间。②危重病情比例高，常伴有水、电解质及酸碱平衡紊乱，对失水、失血的耐受性差，并容易继发休克和感染，ASA 评级高。术前应尽可能纠正水电解质失衡，补充血容量，术中维持出入量平衡。不能超量或超速输血输液，否则心脏负荷过重易发生急性心力衰竭、急性肺水肿等并发症。③心功能容易受抑制，传导阻滞是老年冠心病常见的心律失常之一，Ⅱ度以上房室传导阻滞术中可发生完全性房室传导阻滞，危险性较大，应避免使用抑制心脏传导的药物，对低血压所致的期前收缩应及早处理。④外科急症患者常合并呼吸功能障碍，肺活量减少，围手术麻醉期低氧血症及肺部感染发生率高。脑细胞退化，对缺氧的耐受性差。必须时刻注意保持呼吸道通畅，必要时行气管插管或气管切开，紧急情况下先作环甲膜穿刺或切开。麻醉期间应充分供氧，加强呼吸管理，防止呼吸抑制、低氧血症和高碳酸血症。⑤误吸发生率高。老年人气道保护性反射减弱，迷走神经张力增高，急症消化道手术以及创伤后昏迷患者容易发生呕吐、胃内容物反流和误吸。麻醉医师在了解病史时应注意进食到受伤的时间，餐后立即发生事故者反流物中含有大量未消化的食物颗粒，极易引起气道梗阻，行麻醉诱导或手术中有可能发生误吸而导致吸入性肺炎。⑥凝血功能障碍。急症患者因大量失血引起凝血因子过度消耗产生凝血功能障碍，又加重了出血。因此，麻醉医师应根据凝血功能检查、血小板计数及伤情综合评估患者凝血功能，在外科手术止血的基础上，做好充分的血制品、凝血药物的准备。

二、术前评估与麻醉前用药

对老年患者进行术前评估时，高度警惕衰老引起的常见疾病。同时，应将患者作为一个整体考虑，术前仔细评价其相关器官系统储备功能的情况。快速了解患者现病史、既往史、体格检查和实验室检查结果，评估患者的病情严重程度及生理储备功能。

（一）影响围手术麻醉期结果的因素

1. 年龄　围手术麻醉期死亡率和（或）并发症发生率指的是术后30d内发生的死亡或者与麻醉和手术有关的并发症发生率。急症手术是影响老年人手术结果的最重要因素之一。老年患者发病时通常病情进展更快，在紧急条件下进行手术时，手术的死亡率和并发症至少增加3倍。另外，老年人急症手术后，心脏并发症的风险增加2～5倍，术后机械通气的需求增加5倍。

2. 并发症　Hamel等的研究发现，有并发症的患者术后30d的死亡率比没有并发症的患者高；在将近一半的并发症中，平均死亡率可达33%。

3. 并存症　并存症和高龄是术后并发症发生率和死亡率的两个独立预测因子。心衰、房颤、慢性阻塞性肺病和糖尿病等慢性疾病在老年人中较普遍，这些疾病都对围手术麻醉期并发症发生率和死亡率有直接或间接的影响。研究结果显示，心衰患者的并发症发生率和死亡率比冠心病患者高，患有慢性阻塞性肺病的老年患者的并发症发生率和死亡率分别是25%和7%。

4. 非典型临床症状　如非典型心绞痛或者无症状心肌缺血的症状可能不是围手术麻醉期评估时的一个突出方面，但是在术后心肌梗死的死亡率高达到50%。

5. 手术类型和部位　一般而言，手术死亡率随着年龄的增长而增加，但是手术种类、部位和大小不同，结果变化很大。同类手术在施行急症或择期手术时，急症手术的不良预后可比择期手术者高3～6倍。Goldman风险指数除了将年龄大于70岁作为一个危险参数外，也给腹部和胸部的手术分配了较大的分值。在这些类型手术后，高龄明显与心源性肺水肿、心肌梗死、室性心律失常、肺炎、呼吸衰竭和住院期间死亡率等有关。

6.治疗时机　一项研究发现，老年患者延迟24h行急症开腹手术其死亡率为45%，而24h内行急症开腹手术者死亡率仅6%。同样，老年患者消化性溃疡穿孔急症手术延迟12h以上，其住院死亡率比入院后即行急症手术者高5倍。

（二）术前评估方法及内容

1.ASA分级　美国麻醉医师协会(the American society of anesthesiologist，ASA)分级标准是在1941年由Saklad提出的，最初目的是围绕患者的身体状况，不主张使用手术风险。急症手术，在评定的ASA分级前标注“急”或“E”。虽然制定ASA分级的目的不是使之成为围手术麻醉期风险评估的一个具体方法，但它目前已成为能可靠准确地预测手术死亡率的方法之一。虽然Saklad最初的文章没有专门提到年龄对身体状况的影响，但是年龄越大其ASA分级越高这一趋势是很明显的；同样，术后不良反应发生率与年龄和ASA分级有密切相关性。

2.功能水平和活动水平的评估　在术前评估时确定独立能力和生活能力的最好筛查工具是询问患者有关的ADLs和IADLs。ADLs代表的是每天自我护理的身体活动能力，而IADLs代表的是更复杂的任务。这些筛查表可以具体描述目前的生活能力，但一些研究显示没有必要获得所有信息，在急症手术前可以采用更突出重点的方法，如行走、保持平衡、上楼梯等，这种简易评估对时间紧迫的手术更有价值。

3.认知功能的评估　用简易智能量表(the mini-mental state examination，MMSE)和(或)迷你认知评估(mini-Cog assessment)可以评估认知功能水平。MMSE检测了认知功能的5个领域：定向力、即刻记忆、注意和计算力、短时记忆和语言能力。迷你认知评估法仅检查患者有无老年痴呆，并不评估严重程度。与MMSE相比，迷你认知评估是判断老年痴呆的更简单、快捷的筛查工具。

4.营养状态评估　营养状况不良可预测院内死亡率、住院时间的增加。根据白蛋白水平评估的营养不良是死亡率的一个重要预测因子。没有一项实验室检查是诊断营养不良的敏感性或特异性指标，必须考虑患者的总体情况。营养不良的实验室标志物主要包括全血细胞计数、白蛋白、转铁蛋白、前白蛋白和胆固醇。主观全面营养评估法是一种用来评估老年人营养状态的有效工具，可以评估营养不良和营养不良与死亡率的相关性，它采用典型病史和体格检查的相应特征，分为营养良好、中度营养不良和严重营养不良三类。这种方法简单易行，与一些简单的实验室指标(如白蛋白水平和全血细胞计数)联合使用时成为术前麻醉评估的最佳工具。

5.实验室检查　近年的研究提示实验室指标对围手术麻醉期并发症无明显预测性。实验室结果应该根据患者的病史、体格检查和拟实施的手术方式来评价，而不能仅仅依据年龄。一项关于老年患者实验室检查异常的前瞻性研究发现，实验室结果异常在预测不良结果方面没有任何价值，只有ASA分级和手术风险是重要的。但是，某些常规的实验室指标仍然具有预测风险的价值，Marrelli等在一项研究中证实了低蛋白血症(人血白蛋白＜32g/L)是高龄患者胃肠道肿瘤术后不良结果的一个预测因子，增加了2.9倍的术后并发症危险。

6.心功能测定　即使发病前心功能正常，急症老年患者发病后仍有许多因素影响心肌功能，如长时间失血性休克引起心肌缺血、感染性休克毒素吸收抑制心肌、创伤后产生心肌抑制因子等。超声心动图可用来评估室壁运动的异常、射血分数和左心室肥厚，确定哪些患者围手术麻醉期心脏并发症发生率和死亡率的风险高。然而，研究显示超声心动图对缺血性结果没有明显预测性，射血分数单独作为一个预测指标的作用有限。判断心肌功能的有效方法是测桡动脉压、CVP、心排血量、尿量、心率和血氧饱和度，以及在此监测基础上进行的输液试验。

7. 术前疼痛管理 创伤、烧伤、急腹症等多数急症患者均有严重疼痛，镇痛不完善不仅引起老年患者心动过速、高血压、心肌缺血和低氧血症等围手术期不良后果，而且能导致其他并发症，如皮肤溃疡等。有效镇痛能够减少心肌缺血和肺部并发症、促进康复、缩短住院时间以及减少医疗花费。因此，急症老年患者术前即需良好的镇痛。

8. 失血量估计和容量复苏 创伤、烧伤、急腹症等患者可因失血、失液而导致低血容量甚至休克，创伤失血与受伤部位、损伤程度有关，也可通过机体循环和呼吸等系统发生的变化估计失血量，血细胞比容或血红蛋白浓度在急性失血时下降不明显，在肠梗阻、腹膜炎或烧伤等失液为主的低血容量患者反而会升高。若接诊时患者已经出现血压下降、心率加快，提示失血量可能已经超过血容量的 30%，应立即采取救治措施，在准备麻醉的同时，首先尽快实施液体复苏或者输血以补充血容量。血容量的补充以迅速恢复有效循环血量和保持血液携氧能力正常为原则，补充血容量过程中应监测血压、中心静脉压、尿量、末梢循环等指标作为输液输血的指导。

（三）麻醉前用药

有资料表明，与麻醉管理相比术前并发症是引起术后并发症发生的决定因素。这些并发症不仅增加了药物服用的种类及其相关不良事件的风险，还导致生活质量差、身体功能丧失、死亡的风险性增加。围手术麻醉期治疗方案应根据术前并发症以及手术操作的需求制定。麻醉医生必须了解药物间的相互作用，并存症如何影响药物反应，器官和系统的年龄相关性功能变化如何改变药物反应。这些对于判断用药及使用剂量是必不可少的——患者正在使用的哪些药物必须在麻醉前停止，停药对麻醉管理和随后的医疗有什么影响。

一种药物（促变药）可能直接导致另一种药物（受变药）不良反应的发生，也可能间接引起不良反应，包括改变药物的吸收、分布、代谢和排泄或者改变实际的临床效果。非甾体抗炎药和抗生素是常见的促变药，而华法林、喹诺酮类药、抗癫痫药、口服避孕药和他汀类等治疗范围窄和治疗指数低的药物是常见的受变药。

在老年患者急症麻醉管理计划中，需注意服用华法林或抗抑郁药（单胺氧化酶抑制剂和五羟色胺选择性再摄取抑制剂）的患者可能出现的并发症和麻醉药物的术后残余作用。过度使用华法林影响血液稳态，而使用不足可能增加发生血栓/栓塞的风险。很多因素可以增强华法林的效果，华法林和阿司匹林具有协同作用，且在与蛋白结合的药物合用时，华法林被从血浆蛋白置换出来，或者由于血液稀释、营养不良导致血浆蛋白下降使华法林游离浓度增加。抗抑郁药能增强作用于中枢神经系统和心血管系统药物的疗效。在老年人中，尤其重要的是这些药物与阿片类药物的相互作用，可发生以痉挛、反射亢进、高温和激惹为特点的五羟色胺毒性反应。

老年人对镇静药、催眠药和镇痛药的敏感性增加，尤其对吗啡、哌替啶等麻醉性镇痛药的耐受性降低，易发生呼吸、循环抑制，故老年人急症一般不宜使用。在麻醉管理中应用短效麻醉药比较适合，尤其是作用时间可预测的短效阿片类药物如瑞芬太尼，以及短效肌肉松弛药。吸入麻醉药对认知功能的恢复有较多争论，一般认为地氟烷是目前苏醒最快的挥发性麻醉药。肌肉松弛药和麻醉药的残余作用被认为是术后谵妄的众多原因之一。术后镇痛和麻醉药残余作用与无症状心肌梗死有关。对有多种并发症且复合用药的患者进行麻醉管理时，用药起始剂量要小，逐渐缓慢增加剂量。

三、老年急症手术麻醉的实施

（一）实施原则

根据老年患者病情及生理特征选择对老年人生理功能干扰小、安全范围大、麻醉效果确切的麻醉方法，以最小剂量达到最佳麻醉效果，全身麻醉诱导力求平稳，严格掌握用药的浓度和剂量，术中加强管理和监测，在麻醉管理中应多加注意患者的血压、心率（律）、血氧饱和度、呼吸、神志、尿量变化以及必要的血气电解质检测，发现问题及时处理，保证手术麻醉过程顺利，提高麻醉安全系数。在解除原发病及伴随病变的情况下，尽可能缩短手术时间。

（二）麻醉监测

老年人免疫功能低下，手术刺激产生的应激反应可引起神经、内分泌和代谢的明显变化，加上患有其他疾病，手术时应该严密监控。除心电监护外，必须严密观察血流动力学变化，如无创或有创血压、心率、体温、尿量、末梢微循环等，必要时进行血气电解质检测。心肌退变使老年患者对过度液体输注或容量显著改变耐受性降低，易发生充血性心力衰竭，监测中心静脉压可以指导术中血容量的补充。对高危患者应用肺动脉导管的问题仍存在争论。关于住院死亡病例分析的大量随机前瞻性研究表明，在高龄、高危、需要重症监测治疗的手术患者中，用肺动脉导管监测的指导性治疗与标准治疗比较并无益处。指尖氧饱和度并不能即刻预测低通气量和高碳酸血症的发生，无论全身麻醉或椎管内麻醉、神经阻滞均需要持续监测呼气末二氧化碳分压。

近年来，心脏与血流动力学监测方面有一些进展和新技术，比如 FloTrac/Vigileo 系统、PICCO 技术、经食管超声心动图（transesophageal echocardiography，TEE）、脉搏压变异度（PPV）等，但都有其适用范围及限制，可根据情况酌情选用。其中，FloTrac/Vigileo 系统引起麻醉医师较大兴趣，但其需在控制呼吸、潮气量 8mL/kg 以上、心律正常条件下才能使用，且受血管活性药物的影响。

对于老年急症手术，由于患者年龄大、循环不稳定、急症等因素，麻醉医生往往在麻醉用药方面存在顾虑，增加了术中知晓的发生率，有条件的可行麻醉/镇静深度监测，比如使用 BIS、AAI、Narcotrend 以及熵指数监测仪等。

（三）全身麻醉

老年人应激能力较差，组织对缺氧的耐受性比青年人低，在急症危重情况下对缺氧耐受时限明显缩短。老年人急症大中手术中采用全身麻醉逐渐增多；对急危重、心肺功能差、手术时间长的老年患者选用气管插管静吸复合麻醉，可以保持患者呼吸道通畅、供氧充分，同时镇痛及肌松效果好、血流动力学影响较小等，尤其适用于颅脑、心胸、腹部、复合创伤的急症手术。如患者条件允许，尤其是腹部大手术可选用硬膜外阻滞复合全身麻醉，不但镇痛及肌松效果满意，而且可减少全身麻醉药的用量，且术后全身麻醉药物残留效应降低，患者苏醒迅速，疼痛及药物残留引发的术后躁动减少，并有利于改善老年人的呼吸功能及降低术后低氧血症的发生率。

1. 全身麻醉诱导　急症手术，一般均认为患者处于饱胃状态，有反流误吸的可能。饱胃急症患者应考虑使用快速序贯诱导（rapid sequence induction，RSI）。根据监测及时调整注药速度及剂量，坚持“小剂量、低浓度、缓慢注药”的原则。

(1)快速序贯诱导流程准备。

药物:丙泊酚 1.5～2.0mg/kg 或依托咪酯 0.2～0.3mg/kg,可酌情加用小剂量氯胺酮;瑞芬太尼 0.5～1.0μg/kg;琥珀胆碱 1.5mg/kg 或罗库溴铵 0.6mg/kg;老年患者酌情减量或分级靶控静脉输注,同时酌情加用血管活性药物。

器材:气管导管男性 7.5～8.0mm,女性 7.0mm。常规检查导管套囊;吸引器;喉镜以及辅助困难气道装置:可视喉镜、光棒和 Bougie 等。

监测:常规监测 ECG、Bp、SpO_2 和 $P_{ET}CO_2$ 等。

助手:助手必须熟悉 RSI 的操作程序,胜任环状软骨按压的任务,能够协助处理困难气道。

(2)气管插管。

给氧去氮 3min,O_2 流量 8L/min。诱导过程不再做人工呼吸和加压给氧。

顺序静脉注射丙泊酚(或依托咪酯、氯胺酮)、瑞芬太尼和琥珀胆碱。

给药同时实施 Sellick 手法。

完成气管插管。听诊后确认导管在气管内,套囊充气。此时解除对环状软骨的压迫。检查 $P_{ET}CO_2$,再次确认导管的位置。

2.全身麻醉维持及苏醒　麻醉维持期间加强呼吸管理,及时清除呼吸道分泌物,防止缺氧及 CO_2 蓄积。全身麻醉维持用药量要酌情减少;短小手术首选中短效肌肉松弛药如顺阿曲库铵或维库溴铵、罗库溴铵;手术时间较长者也可持续静脉输注肌松药,而邻近手术结束及时停药;用吸入麻醉时,肺泡药物浓度升高及麻醉加深较快,应采用较低浓度逐步加深,不宜长时间吸入高浓度挥发性麻醉药,以免发生严重的循环抑制;术中密切观察血压、脉搏和出血量,及时补充血容量,分析和判断低血压的原因并及时处理;术毕应待患者完全清醒,肌力恢复后方能拔除气管导管,术后应进入 PACU 进一步监护治疗,在 PACU 中应注意保温,当患者血压稳定、意识恢复、感觉舒适、呼吸平稳时可以送回病房。如果病情不允许或循环呼吸达不到拔管要求,可考虑直接带气管导管入 ICU 进一步治疗。

3.老年全身麻醉注意事项

(1)气道管理:急症手术患者,一般均按照饱胃处理,而老年人贲门松弛,更容易发生呕吐、胃内容物反流。表面麻醉下气管内插管是安全有效的方法,但对神志不清及不合作的患者不能采用,高血压、心脏病或循环功能不稳定的急症老年患者应权衡利弊。全身麻醉前应注意是否存在解剖异常,妨碍气道管理。常见的解剖异常有:牙齿松动、面部软组织塌陷、颈部活动度下降和大脑基底动脉环供血不足(妨碍头部后仰)。为防止松动牙齿脱落坠入气管,可预先用丝线固定。颈椎活动受限者可酌情采用辅助器械引导插管。基底动脉供血不足者在插管过程中切忌头部骤然过度后仰,以免加重脑缺血。颅脑手术中应避免缺氧、O_2 蓄积等增加颅内压的因素,术中控制呼吸,可根据情况采用过度通气,保持 $PaCO_2$ 在 30～35mmHg 之间,同时使用脱水利尿药物。

(2)血流动力学管理:术中刺激、气管插管和拔管过程中患者的心血管反应均可能导致心率加快、心肌耗氧量增加,诱发心绞痛甚至心肌梗死,仅靠加深麻醉控制易引起心肌抑制、冠脉窃血及术后低血压,延长苏醒时间。高血压是老年人群中常见的疾病之一,也是引起手术期间和术后心脑血管意外的主要危险因素。老年急症高血压患者的麻醉处理中,如发生这些反应,有可能导致心衰、脑梗等严重并发症的发生。与插管全身麻醉相比,喉罩全身麻醉对患者心血管影响较小。但急症手术，一般均认为患者处于饱胃状态，有反流误吸的可能，应权衡利弊，慎用或不用喉罩。全身麻醉插管和拔管时应使用减少应激反应的药物，如利多卡因、瑞芬太尼、艾司洛尔、乌拉地尔和右美托咪定等，控制心率，改善心肌缺血，降低围手术麻醉期心脏事件的发生。

当然，老年急症手术麻醉可能由于低血容量或脓毒血症等而存在低血压或潜在低血压。应在积极补充血容量，纠正休克的同时，加强监测，调整注药速度及剂量，如应用分级靶控静脉输注，并酌情使用血管活性药物。

(3)防治低体温：如前所述，老年急症手术容易引起低体温。如果手术时间长，体液转移量大，术中冲洗伤口等，以及麻醉影响，均会造成老年患者体温显著下降。围手术麻醉期低体温的影响如下。①心血管呼吸系统：心律失常、心排血量下降、氧输送能力下降(氧血红蛋白解离曲线左移、亲和力增加)、血管收缩、血黏度增加、轻度酸中毒、苏醒期氧消耗增加，特别是寒战时氧消耗可增至数倍。②代谢：中心温度下降1℃，代谢率下降6%～7%。34℃以下，酶反应和所有中间代谢均受影响。药物作用时间延长，特别是肌松药物，导致全身麻醉苏醒延迟。③即使核心体温下降2℃也会影响凝血功能，导致出血增加。④降低免疫力，增加感染率和住院时间。

最近，临床工作中越来越强调维持正常体温的重要性。关于保温，现在有很多的设备，如保温毯、强力鼓风机、液体加温以及术中输注氨基酸等，可按具体情况使用。

(4)深静脉血栓形成：老年患者术后需注意发生深静脉血栓(deep venous thrombosis，DVT)，少数可造成肺栓塞(pulmonary thromboembolism，PTE)导致死亡。DVT系指血液在深静脉内异常凝结，属静脉回流障碍性疾病。好发部位为下肢，常见于骨科大手术后，是PTE栓子的主要来源。导致DVT的三要素为静脉损伤、静脉血流瘀滞及血液高凝状态。

DVT的发生率各家报道不一，这与患者的一般情况、手术大小、手术时间长短、出血量大小以及诊断方法的不同等因素有关。50%～80%的DVT可无临床表现，但由于可并发致命性PTE和远期下肢深静脉功能不全，其危害较大。及时发现和治疗都有赖于对疾病状态的早期发现和正确诊断。

DVT的辅助检查包括：静脉超声、静脉造影、螺旋CT静脉成像、MRI静脉成像以及血浆D-二聚体测定(D-二聚体＜500μg/L可排除诊断)。诊断DVT时，应同时考虑有无PTE存在，反之亦然。

目前，临床上应对所有老年下肢大型骨科手术患者进行积极预防DVT。包括：在四肢或盆腔邻近静脉周围的操作应轻巧、精细，避免静脉内膜损伤；术后抬高患肢时，不要在腘窝或小腿下单独垫枕，以免影响小腿深静脉回流；鼓励患者尽早开始足、趾主动活动，并多做深呼吸及咳嗽动作；尽可能早期离床活动，下肢可穿逐级加压弹力袜；足底静脉泵、间歇充气加压装置(抗栓泵)等机械预防措施；预防性使用抗凝药物等。对于大部分接受低分子肝素预防的患者，首剂既可在术前也可在术后给予。对于易发生深静脉血栓的极高危患者，可在术前安置腔静脉过滤器。

(四)椎管内麻醉

椎管内麻醉系将局部麻醉药注入椎管内的不同腔隙，使脊神经所支配的相应区域产生麻醉作用，包括蛛网膜下腔阻滞和硬膜外阻滞。蛛网膜下腔阻滞具有麻醉效果确切、完善、操作较简便和保持患者清醒等优点，老年人下肢、会阴及肛门手术可采用重比重液低平面阻滞。在急症情况下，如果对血容量及心血管的代偿能力一时难以准确估计，操作时应慎重。硬膜外阻滞对血流动力学的影响轻于脊麻，对术后呼吸功能的影响和肺部并发症少于全身麻醉，适用于心肺功能较好的老年人下腹部、盆腔和下肢手术，优点是操作简单、肌松效果较好、对全身影响小；上腹部手术麻醉阻滞广，平面易过高，血压下降幅度大，呼吸易受抑制，可采用全身麻醉或硬膜外阻滞复合全身麻醉。

1. 椎管内麻醉的优势

(1)麻醉药通过减少术后纤溶系统的抑制来影响凝血系统，并且扩张血管，改善局部血流动力学。例如，硬脊膜外腔阻滞可以降低全髋关节置换术后深静脉血栓形成的发生率。

(2)减弱机体对手术的应激反应，提供更稳定的血流动力学状况；硬脊膜外腔阻滞和镇痛可使血糖和糖耐量正常化；在术中保持清醒，术后完善的镇痛，更好地促进恢复。

(3)避免了气管内插管和机械通气，可保持自主呼吸以及肺功能水平，减少呼吸系统并发症。

(4)降低了阿片类药物相关并发症。例如：在术后镇痛时，硬脊膜外腔局部麻醉药镇痛组较阿片类药物全身镇痛组的肺不张发生率低。

(5)无阿片类药物的硬脊膜外腔阻滞和镇痛的术后恶心呕吐发生率低，且缩短了肠梗阻的持续时间。

2. 注意事项

(1)老年人椎间隙变窄、韧带钙化、弯腰受限，可致穿刺困难，常采用侧入法或旁正中法穿刺。

(2)局部麻醉药的剂量应适当减小。

(3)老年人心血管代偿功能，广泛交感神经阻滞容易导致血压下降，急症合并脱水、大出血等尤易发生严重低血压，需要适当纠正并控制好阻滞平面，在注药前应先开放静脉输液，必要时应用升压药，以保证心、脑等脏器供血。

(4)应用镇静药和麻醉性镇痛药应小心谨慎，宜小剂量给药，严密观察呼吸和循环变化。

(5)在下腹部、盆腔或下肢手术，可选用腰麻，但腰麻阻滞平面难以控制，老年人心血管调节功能差，容易发生血压波动，阻滞平面最好不要超过 T_6。

(6)与全身麻醉相比，椎管内麻醉并不影响中枢体温调节活性。然而，当其他因素完全相同时，大面积的传导阻滞会引起与全身麻醉几乎相似幅度的体温下降。例如，当下肢主要的寒冷信号被阻断后，传出反应也被阻断，阻滞平面以下不能发生血管收缩和寒战，热量持续丧失，且不存在体温平台期。阻滞平面高会加剧低温，在老年患者中这种效应更加明显。术后，区域阻滞患者要比全身麻醉患者核心体温恢复慢，原因是残留的交感神经阻断和持续的热量丧失；随着手术后为预防血栓形成常规使用抗凝药物，近年来硬脊外阻滞已逐渐少用，以避免引起硬膜外血肿导致肢体瘫痪。

(五)神经阻滞和局部麻醉

神经阻滞、局部静脉麻醉等可保持患者清醒，对全身影响轻微，适合四肢、浅表部位和病情较轻的手术，但局部麻醉药用量仍应控制，避免过量或蓄积中毒，术前或术中可给予小剂量咪达唑仑或右美托咪定镇静，术中给氧。使用局部麻醉药实施区域阻滞麻醉和镇痛，对低氧血症和高碳酸血症的呼吸反应有保护作用。与全身麻醉和全身镇痛相比，区域阻滞麻醉和镇痛还降低了术后并发症，如肺炎和肺不张；减少了气管插管时间和在ICU停留时间。在区域阻滞麻醉下实施矫形手术有一定好处，外周神经阻滞比硬脊膜外腔镇痛的不良反应少。研究已证明持续神经阻滞可以提供完善的镇痛、良好的功能恢复、降低严重并发症、缩短住院时间，提高患者满意度等。

局部静脉麻醉是在肢体上结扎止血带后，将局部麻醉药注入局部静脉使止血带远端肢体达到局部麻醉的方法。适用于肘、膝关节以下，手术时间不超过1～1.5h的短小手术。具有对机体生理功能干扰小、并发症少、操作简单、费用低等优点、非常适合基层医院，但需警惕局部麻醉药的毒性反应。

近期，国内局部麻醉的进展集中于超声与神经刺激仪引导下神经阻滞的推广与运用。外周神经阻滞以往采取直接盲探获得异感的方法，有一定的失败率或神经损伤的潜在可能。采用超声和(或)神经刺激仪定位神经，穿刺针不直接接触神经，能客观直观地反映针的准确位置，效果可靠。其优点包括：简单、易行、安全、舒适、操作更快；定位可靠，麻醉成功率高，减少了局部麻醉药的用量，降低了与麻醉相关不良事件的发生率；麻醉范围小，对心血管和呼吸系统影响小；镇痛时间长达10～12h，运用多模式镇痛方法，减轻术后疼痛，降低麻醉性镇痛药的用量；一般不需要导尿，避免了相关痛苦和泌尿系统的感染；术后可立即饮水进食；避免腰麻后平卧数小时以及可能的腰背痛与头痛头晕等。

超声引导下神经阻滞属于当前热门的可视化技术在麻醉中的运用，其具有独特的优点。①直接观察到神经和邻近结构。②进针时可以直接观察到针身针尖。③注药时可以直接观察到药物的扩散。④避免神经内注射。⑤降低误入血管率。⑥舒适度更好，并且避免了外伤患者神经刺激器引发的肌肉收缩的疼痛。⑦起效更快、效果更好、阻滞时效更长。

第四章 儿科手术麻醉

第一节 小儿生理特点与麻醉

小儿(尤其新生儿及婴儿)身体尚未发育完善,在解剖学和生理学方面,甚至较年长儿童也有明显不同。因此,从事小儿麻醉者必须熟悉各年龄段与麻醉相关的解剖及生理特点,结合不同疾病的病理生理及全身状况做出稳妥而正确的麻醉选择与处理。

一、解剖学特点

临床上小儿呼吸系统解剖与麻醉关系非常密切。

(一)头颈

与成人相比,婴儿头颅及舌体相对大,颈部短且柔软。在正中仰卧位时,故颈部容易屈曲。头颅容易歪向一侧,术中容易引起上呼吸道梗阻,或被分泌物及咽腔水肿组织阻塞。此外,喉镜显露声门较成人有一定难度。

(二)鼻腔

新生儿、婴儿鼻道狭窄,鼻黏膜菲薄柔嫩,血管丰富,如果分泌物过多或黏膜水肿,极易造成阻塞,引起鼻腔通气受限,甚至呼吸困难。

(三)咽腔

分为鼻咽、口咽及喉咽。幼儿及儿童扁桃体、腺样体时常肥大,前者阻塞口咽,后者则阻塞鼻咽,从而导致大部咽腔狭窄,尤其应用镇静药与麻醉药后,更容易引起上呼吸道严重梗阻。

(四)喉部

婴儿喉部呈漏斗型,会厌常为倒 U 字形,且位置较高,约与 $C_3 \sim C_4$ 平齐,喉镜抬起会厌则挡住声门视线,妨碍气管内插管,遇此情况常使用直喉镜片将会厌直接挑起而显露声门。由于婴儿上呼吸道最狭窄处位于环状软骨平面,呈圆形,所以,6 岁以下小儿气管内插管后可不需将导管套囊充气。另外,喉部黏膜组织容易水肿,若气管内插管不当或暴力操作,易引起喉黏膜组织水肿,造成喉部通气不良而出现呼吸困难。

(五)气管

新生儿气管短而细,长度为 3.8～4.5cm,而管径为 3.5～4.0mm,气管内插管稍深易使管尖进入一侧支气管,且气管导管选择稍粗不易越过环状软骨,故应细致操作。

(六)肺脏

是气体交换的器官。新生儿潮气量(TV)为 6～7mL/kg,以体重计算新生儿潮气量及肺容量与成人大致相同。但新生儿、婴儿的肺泡表面积仅为成人的 1/3,而其代谢率约为成人的两倍,因而新生儿氧储备有限。

(七)胸廓

新生儿、婴儿膈肌位置高,肋骨呈水平位,呼吸时胸廓运动幅度小,主要靠腹式呼吸。由于腹部较膨隆，且呼吸肌薄弱。故容易引起呼吸抑制。

二、生理学特点

（一）胎儿及新生儿期的呼吸功能

1. 足月期胎儿　血液中的气体交换全部由胎盘承担，O_2 和 CO_2 可自由通过胎盘，此时胎儿的肺脏则无生理功能。如果出生前因母体胎盘或脐带因素而供血不足，胎儿则会迅速发生低氧血症和酸中毒。

2. 新生儿　呼吸无效腔与潮气量之比、肺顺应性与功能残气量（FRO）之比同成人大致相似，但呼吸道阻力则是成人的 10 倍。无效腔量按体重计算，新生儿与成人相等，但新生儿呼吸道容量少，所以麻醉期间器械无效腔也应该减小。新生儿、婴儿代谢率高，氧耗量是成人的 2 倍，主要以增加呼吸频率来满足机体高代谢的需要，因此，麻醉期间辅助呼吸的频率也应较快，以满足正常的肺内血氧交换，同时说明新生儿的氧储备缺乏，一旦供氧停止，将迅速出现缺氧或低氧血症。

（二）胎儿及新生儿期的循环功能

1. 足月胎儿　脐静脉将富含营养物质和高氧合的血液由胎盘经脐输至胎儿。在胎儿体内，脐静脉于肝脏下分成大小两支：大支（Arantius 静脉导管）直接汇入下腔静脉；小支则汇入门静脉，门静脉血通过肝上静脉亦注入下腔静脉。因此，肝以上的下腔静脉血中，一部分是来自胎盘的氧合血液，一部分为来自胎儿下半身乏氧血。此氧合程度相对较高的混合血液，大部分（约 60%）通过卵圆孔直接进入左心房，再经左心室泵入主动脉，在动脉导管开口处上游段直接供给心脏和脑，使这两个器官得到氧合最好的血液。下腔静脉中其余约 40%的血液注入右心房，与来自上腔静脉的低氧血混合后，经右心室泵入肺动脉。由于肺血管阻力很高，右心室泵出的血流只有一小部分（5%～10%）灌注肺组织；其余 90%均由动脉导管进入降主动脉。因此，主动脉在动脉导管开口处下游血液的含氧量，低于供给心脑的血液。由于胎盘血管阻力较小，故胎心排量的 60%经由发自主动脉的两条脐动脉流入胎盘，在此进行物质交换和再氧合。脐静脉血的氧分压为 32～35mmHg，与母体混合静脉血相同，但相应的血氧饱和度却高于母体血液（80%对 65%）。原因是胎儿血红蛋白与 2，3-二磷酸甘油酯（2，3-DPG）的亲和力大于成人。因此，与成人相比，胎儿的血氧解离曲线左移，P_{50} 减小。出生后第 1 周，氧解离曲线逐渐右移，使血液更容易向组织释放氧。

2. 围生期胎儿　胎儿出生时，由于外界冷空气刺激以及氧合作用，此时脐动脉血流首先自行停止，而脐静脉血流则在脐带钳夹时中断。延迟钳夹脐带，可使胎儿血容量增加 25%左右。钳夹脐带，一方面，使脐静脉血流中断，回入胎心的血量突然减少而致右心内压力下降，另一方面，由于脐动脉阻断，动脉系阻力增大，致使左心和主动脉内压力升高。此外，胎儿啼哭肺脏充盈张大，使肺血管阻力降低而令其血液灌流量增加。因此，一方面降低了肺动脉和右心内压力，另一方面，肺静脉回心血量增多而使左心压力上升。由于上述改变，使围生期胎儿循环系统的压力分布情况反转，左心压力超过右心。这在左右心房之间停止了卵圆孔的右向左分流；而在主动脉水平也由于血压高低的反转，逐渐减少了经动脉导管的右向左分流。

其后由于局部 PaO_2 升高和血中前列腺素降低的共同作用，产生动脉导管的功能性关闭。出生后数周内，上述分流短路关闭并不是永久牢固的，一切能增加肺动脉压的刺激（低氧血、酸中毒、低体温、低血容量），都可以使短路重开而恢复胎儿型循环，导致血氧下降。

3.新生儿

(1)心肌收缩力：新生儿和早产儿的心肌收缩力均较成人为低，这主要是由于其心脏体积较小、心肌顺应性较低。顺应性较低也使得舒张终期的容积和心排血量减少。这说明新生儿的心排血量主要取决于心搏频率。一切心动过缓均将导致心排血量降低。顺应性不佳和左心室收缩力较弱，也说明新生儿对血容过高的耐受力低下。这种心肌收缩能力不足，对早产儿的影响尤为突出。足月产儿实际上更易于大幅度加强左室功能，以适应机体生理功能的需要。由于新生儿交感神经系统尚未成熟，在静息时几乎处于极限兴奋状态，故心肌的应激能力很差。在出生后 3 周内，左心室心肌体积迅速发育，可增加至原来的 3 倍，从而使其最初较弱的适应能力明显改善。

(2)血容量：新生儿出生时的血容量，个体间有很大的差异。例如延迟钳夹脐带可使之增加 25%。与此相反，子宫内胎儿缺氧，将导致血管收缩，故窒息的新生儿多合并血容量不足。出生时交感神经系统发育尚未成熟，使新生儿血容对其动脉血压的影响非常突出，故在临床上，新生儿的血压是反映其血容的很好指标。不同年龄小儿的心率和动脉压正常值见表 4-1 和表 4-2。

表 4-1 不同年龄小儿的正常心率(次/min)

年龄		均值	范围
新生儿		120	100～170
1～11 个月		120	80～160
2 岁		110	80～130
4 岁		100	80～120
6 岁		100	75～115
8 岁		90	70～110
10 岁		90	70～110
14 岁	男	80	60～100
	女	85	60～105
16 岁	男	75	55～96
	女	80	60～100

(3)低氧血：与成人或较大儿童比较，新生儿的低氧血具有一些特殊性质，实际上氧在新生儿体内储备甚少而消耗极多，很快即被用尽。低氧血可迅速达到严重程度，并继发有酸中毒、心动过缓和心排血量降低。此外，在出生时，低氧血可使肺动脉系阻力增加，有令动脉导管和卵圆孔重新开放至右向左短路分流、恢复胎儿型循环的危险，这将使动脉血的低氧程度更加严重。因此，对新生儿的低氧血必须引起足够重视，否则低氧血症可迅速导致循环骤停的危险。

表 4-2　不同年龄小儿的血压正常值(mmHg)

年龄	收缩压	舒张压	平均动脉压
早产儿(750g)	44	24	33
(1000g)	49	26	34.5
足月产儿	60	35	45
3～10 天	70～50	—	—
6 个月	95	—	—
4 岁	98	57	—
6 岁	110	60	—
8 岁	112	60	—
12 岁	115	65	—
16 岁	120	65	—

(4)脑循环:早产和足月产的新生儿,在有胎儿急性窘迫时,其脑部供血的自动调整功能将受到损害,此时脑供血量随动脉血压而变化。早产儿在动脉压有剧烈变化时,常导致脑室内或脑室周围出血。

(三)肾脏功能

1. 肾血流量(RBF)　胎儿期间,由于肾血管阻力较高,其血流量也相对较少。出生时心排血量增多,并在其后的 6 周内随着体循环血压迅速提高,肾血管阻力持续性逐渐降低,因而导致肾脏血流动力学发生适应性改变,故肾血流量增加。肾内血液灌流自髓质向周围的皮质部分重新分布,这对增加肾小球渗滤和肾小管泌尿等肾功能的建立,起着根本性作用。

2. 新生儿肾功能的不成熟情况

(1)肾小球滤过率(CFB)低:按体表面积,新生儿肾小球清除率较低,约为成人的 30%,肾浓缩功能差而稀释功能较好。

(2)肾小管对钠的再吸收差:由于吸收钠的能力低下,且易失钠,如输液中不含钠,有可能出现低钠血症。

(3)肾小管对葡萄糖的再吸收差:新生儿近端小管一般可完全重吸收肾小球毛细血管滤过的葡萄糖,但其肾小管葡萄糖重吸收量约为成人的 1/5,因此,新生儿在摄入过多糖时也可出现糖尿,糖尿可起渗透性利尿作用,导致水钠丢失。

(4)肾的解酸能力低:肾排泄碳酸氢盐的阈值较小,对酸负荷的反应减弱,提示需给予碳酸氢钠,以纠正早产儿常见的代谢性酸中毒。

上述说明,新生儿对液体过量或脱水的耐受性均较差,输液与补充电解质时应尽量精确调节。

(四)中枢神经系统

脑电图(EEK)记录到的新生儿大脑皮质电生理活动,在睡眠状态下接受外界刺激时可出现各种变化,说明新生儿中枢神经系统对外界反应非常敏感。新生儿对疼痛刺激则有生理、生化方面的应激反应。因此,新生儿与成人相同,手术期间需采取完善的麻醉镇痛措施。

(五)体温调节

新生儿体温调节机制发育不全,皮下脂肪少、体表面积相对较大,既产热量少,又容易散热,故体温易受周围环境温度而改变。因此,麻醉期间更容易发生体温下降或过低,易导致麻醉加深、呼吸与循环抑制，且术后苏醒延迟，还易发生硬肿病。所以，新生儿麻醉期间应注意保温。

第二节 小儿术中输血补液

早产儿、新生儿细胞外液高于成人，尤其肾功能发育尚未完善，故此年龄段既对过量液体的排泄能力很差，又容易因摄入减少或失液增多而产生脱水。因此，小儿术中输血补液至关重要。

一、体液与体液平衡

（一）体液的组成与分布

1. 体液含量　人体各种成分中，水占绝对多数。小儿各个年龄段其体液含量有较大的差异，随着年龄的增长，其细胞内液逐渐变得多于细胞外液。

2. 体液分布　体液分细胞内液（ICF）及细胞外液（ECF）两部分（参见表 4-3），分别存在于细胞内和细胞外环境中。细胞外液又分为血浆区与间质区两部分。血浆区的容量相当稳定（约占小儿体重的 5%），以维持正常的循环量。而间质区的液体又分为组织间液和细胞渗液。细胞内液占体液的多数，被分布于各个组织的细胞中。人体各种组织含水量是不同的，如肌肉组织含水 75%～80%，骨组织含水仅 20%～25%，脂肪组织含水更少，只有 10%～30%。含水最少的当属牙釉质，只有 3%。

表 4-3　不同年龄段体液分布（占体重%）

年龄组	细胞外液			细胞内液	总体液
	间质液	血浆	共计		
早产儿			45	35	80
足月新生儿	40	5	45	35	80
1 岁婴儿	25	5	30	40	70
2～14 岁	20	5	25	40	65
成人	10～15	4～5	15～20	40～45	55～60

3. 体液成分　细胞外液中的阳离子成分主要是钠、钾、钙、镁等。其中，钠含量最高，是细胞外液的主要成分，约占细胞外液阳离子总量的 90%以上，平均为 142mmol/L（142mEq/L）。钠离子是影响细胞外液渗透压的主要因素，对细胞外液张力、体液分布和移动起重要作用。而钾、镁、钙等含量较少，铁、锌、铜等含量则更低。细胞外液的主要阴离子有氯、碳酸氢根，以及各种有机酸根、磷酸氢根和硫酸根等，蛋白质也提供一些阴离子。

细胞内液电解质成分与细胞外液截然不同，钾离子含量竟有 150mmol/L（150mEq/L）之多，镁离子也在 15mmol/L（30mEq/L）左右，细胞内液钠离子含量仅有 10～35mmol/L（10～35mEq/L）。细胞内液的阴离子组成也与细胞外液完全不同，氯离子在细胞内液中极少，某些组织细胞甚至完全缺如。细胞内液主要阴离子为磷酸氢根，高达 140mEq/L，蛋白质提供的阴离子也有 40mEq/L。

(二)体液的生理消耗及补充

人体水与电解质的主要来源是通过消化系统摄入,婴儿则需家长喂养。小儿代谢速度较快,按单位体重计算,对水的需要量较成人为多。水的生理消耗主要通过呼吸、皮肤蒸发、出汗、肾排泄及粪便五个途径(表 4-4)。而水的需要直接与能量代谢成比例,因此,水的消耗及需要量与能量代谢有密切关系。小儿还有一个特殊需要,那就是生长发育。基础代谢则是人体维持必要生命活动所进行的物质代谢,其所需要的能量按单位体重计算小儿比成人多(表4-5)。

表 4-4　正常人体水损失量

损失途径	损失量[mL/(100kcal・d)]
呼吸道	14
皮肤蒸发	28
出汗	20
粪便	8
肾脏	80
总量	150

表 4-5　正常小儿能量总需要

年龄	能量总需要[kcal/(kg・d)]
0～2 周	60
1 个月～1 岁	100～120
1 岁～	100
4 岁～	90
7 岁～	80
10 岁～	70
12 岁以上	60

正常人体水的损失量约为 150mL/(100kcal・d)。如果以耗定需,则正常人体对水的需要量亦大约为这个数字。在计算小儿每天水需要量时,应首先根据表计算出每天总能量需要,然后再按 150mL/(100kcal・d)计算出每天水需要量来。在禁食情况下进行静脉液体治疗时,由于供给的营养物质主要是葡萄糖,较难满足能量需要,因此,常常只以基础代谢所需能量计算相应的需要量(表 4-6)。

表 4-6　基础代谢能量的需要

年龄	基础代谢[kcal/(kg・d)]	年龄	基础代谢[kcal/(kg・d)]
新生儿	38～42	2～3 岁	52
1～2 个月	49	6～7 岁	42
2～3 个月	54	10～13 岁	34～38
1/2 岁	55～60	成人	23

(三)体液平衡及代谢

由于小儿细胞外液占体重的比例较成人多,通常成人细胞外液约占体重的 20%,小儿则占 30%,而新生儿更多,为 35%～40%,加之小儿体液转换率快,新陈代谢率高,耗氧量也同步增多，因而，小儿容易脱水。此外，小儿体内糖原与脂肪储备很少，尤其新生儿肝酶系统发育不全，通常不能通过糖原异生而产生葡萄糖，故新生儿、婴儿较长时间禁食易引起低血糖及代谢性酸中毒倾向，早产儿更易发生，所以新生儿、婴儿术前禁食时间应适当缩短，术中应适量输注葡萄糖溶液，但也应避免血糖过高。

二、围手术期液体治疗

（一）围手术期补液

1.输液基础 实际上大多数麻醉医师都认为在所有麻醉期间开放静脉是必需的，麻醉要在静脉开放稳妥后开始，一旦情况紧急，静脉用药快捷。此外，新生儿、婴儿对禁食耐受性差，静脉输液是安全措施的重要部分。

（1）麻醉期间输液的基本目的。①补充术前缺失量。②补充不显性失水量及维持必要的尿量。③提供维持体内化学反应及酸碱平衡必需的电解质。④提供能量。⑤补充丢失的蛋白质，维持胶体渗透压。⑥补充体外丢失量。⑦补充因麻醉和手术引起的体液丢失量。

（2）围麻醉期间除补充生理需要量外，还需要补充额外丢失的体液，此目的在于补偿不正常的失水量，主要包括消化道失水，如呕吐、腹泻、胃肠引流、手术创口导致的第三间隙失液或失血、蒸发等。

（3）作为能量代谢，术中是否输注葡萄糖溶液，存在不同意见。有学者认为手术麻醉的应激反应可使血糖增高，故主张术中只输平衡液即可。另有学者认为小儿术前禁饮禁食有发生低血糖的可能，严重低血糖可引起呼吸暂停、抽搐，甚至持久性脑损害，尽管发生率不高，但存在潜在风险，故主张应输注适量的葡萄糖溶液。

2.液体的选择 选择术中最合适的液体有时不太容易，对此应注意两点：液体渗透压及其葡萄糖情况。在用于小儿麻醉的各种输液中，按其成分可分为两种类型。

（1）轻度低张液：如葡萄糖（5%）氯化钠（2g/L）溶液，可用作维持液。

（2）另一类是更为“生理性”的溶液：如生理盐水和乳酸钠林格液，常用来补偿额外的失液。在术中亦可以同时使用不同用量的两种类型的液体。

维持性液体多为补充机体不显性水分蒸发（如呼吸、出汗等）及排泄（如尿、粪便失水），其基本不含或少含钠。因此，按照以前儿科专业的观点，小儿维持性液体应选用低张钠液或不含钠的葡萄糖溶液。但由于专业的不同，麻醉医师还应该考虑到如下因素。

①手术过程中的渗血，间质液渗出，麻醉造成血管扩张，多为进行性容量丢失，而这些丢失的体液都是等张性的。②麻醉作用下致使血管张力降低，为了维持血压必须进行一定程度扩容，而使用低张液扩容显然效果很差。③为维持血容量，抗利尿激素（ADH）的释放使水的潴留超过钠的潴留，如果钠的补充不足，就会导致稀释性低钠血症。低钠血使水分从细胞外渗到细胞内，导致脑水肿，临床上表现为苏醒程度下降、定向力障碍、呕吐，甚至癫痫样发作。低钠血症是术后最常见的水、电解质紊乱，而术中使用低张液存在潜在危险。因此，合适的输液选择应为近似细胞外液的等张含钠液，如生理盐水、平衡液、乳酸钠林格液等，因其电解质张力类似于细胞外液。可用于维持功能性细胞外液的稳定。④糖的临床应用争论很多，不管是高血糖或者低血糖对小儿来说都是不利因素。因此，可根据临床需要将糖与每小时维持性液体需要量作为一组进行补液，液体可选低张葡萄糖或不含钠的葡萄糖溶液。早产儿、新生儿可以用泵精确计算，从而保证了患儿对糖和维持性液体的生理需求。如10kg小儿每小时

输 5%葡萄糖溶液 40mL(维持性输液量),即每小时输葡萄糖 200mg/kg。而实际上,5%葡萄糖溶液以 4mL/(kg·h)输入,已能维持足月新生儿术中合适的血糖水平,因而可取得补糖和补液的双重作用。

3. 术中液体的用量(补多少)　由于新生儿、婴儿对禁食与液体的限制及耐受性均差,且容易脱水或体液过量,因此,输液及补充电解质应精细调节(表 4-7)。

表 4-7　小儿每小时液体维持量

体重	液体维持量(mL/h)
＜10kg	kg×4
10～20kg	kg×2+20
21kg 以上	kg+40

(1)生理维持性液体一般可按 4mL/kg 给予,术前因禁饮禁食引起的缺水,以小儿每小时生理需要量乘以禁饮禁食时间得出,通常在第 1h 输入半量,其余在随后的两小时内输完。为了方便,有人建议第 1h 内,4 岁以下不超过 25mL/kg,4 岁以上按 15mL/kg 给予,这种输液主要是为了补偿失血和进入第三间隙的损失。创伤进入第三间隙的液体补充,可根据手术类型和损伤的程度,变化于 2～6mL/(kg·h)的用量给予。术中输血可按出血量 3 倍的晶体液补充(表 4-8)。

表 4-8　小儿术中输液量参考标准

第 1h		≤3 岁补充液体:25mL/kg;≥4 岁补充液体:15mL/kg		
其后小时		维持液	+	第三间隙
		4mL/(kg·h)	+	2～6mL/(kg·h)
	轻度创伤	4mL/(kg·h)	+	2mL/(kg·h)=6mL/(kg·h)
	中度创伤	4mL/(kg·h)	+	4mL/(kg·h)=8mL/(kg·h)
	重度创伤	4mL/(kg. h)	+	6mL/(kg·h)=10mL/(kg·h)
	补偿失血			全血或 3 倍于失血量的晶体液

(2)在糖的使用方面,目前主张:术前欠缺的液体量及术中第三间隙的丧失量采用平衡液补充,而每小时生理维持量则用 5%葡萄糖溶液补充,葡萄糖溶液按每小时 120～300mg/kg 的速度缓慢静脉输注(最好用微量泵控制),即按每小时输入 5%葡萄糖溶液 2.4～6mL/kg 可以满足需要。例如 20kg 小儿,每小时维持输液量为 60mL,输 5%葡萄糖溶液 60mL 含葡萄糖 3g,即每小时输葡萄糖 150mg/kg。10kg 小儿每小时输 5%葡萄糖溶液 40mL(维持性输液量),即每小时输葡萄糖 200mg/kg。因新生儿对低血糖非常敏感,输入 5%葡萄糖溶液,以 4mL/(kg·h)已能维持足月新生儿术中对血糖的需求。特殊患儿麻醉期间应测定血糖,以指导输糖方案。

(3)不管怎样,所有计算每天或每小时水、电解质需要量的公式,只不过是一些指导原则,都需要根据病儿对该液体治疗的反应加以调整,不必对输液精确计算。但应切记:小儿的年龄越小,输液的安全界限也越小,容易引起输液过量或不足,并均可导致严重后果。必要时术中应做好动、静脉压及尿量的监测,以便随时调整。

(二)围手术期输血

1. 小儿血容量的估计　早产儿约为 95mL/kg,足月新生儿为 90mL/kg,婴儿 80mL/kg,1

岁以后则与成人接近，达70～75mL/kg。一般认为可容许出血量占总血容量的20%～25%（表4-9）。

表4-9　不同年龄失血与血容量的关系

	新生儿	6周	6个月	5岁	10岁	成人
平均体重(kg)	3	4	7	20	32	60
10%血容量(mL)	26	30	53	140	224	420
14%血容量(mL)	36	42	74	196	314	588
20%血容量(mL)	52	60	105	280	448	840
100%血容量(mL)	260	300	525	1400	2240	4200

2. 血细胞比容的安全范围　系指能为儿童和婴儿所耐受而不必输血的血细胞比容，为临床决定输液或输血时提供参考（表4-10）。

表4-10　血细胞比容（Hct）安全范围

	平均值	范围	Hct可接受值
未成熟儿	0.45	0.40～0.45	0.35
新生儿	0.54	0.45～0.65	0.30～0.35
3个月	0.36	0.30～0.42	0.25
1岁	0.38	0.34～0.42	0.20～0.25
6岁	0.35	0.35～0.43	0.20～0.25

通常认为，0.30的血细胞比容是可接受的下限，但血细胞比容随小儿的病理情况和年龄而有变化。出生时正常血细胞比容为0.60，血红蛋白为108～190g/L（18～19g/dL），但其中60%～90%属胎儿型血红蛋白（HbF）。HbF与氧的亲和力大于成人型血红蛋白（HbA），因而向组织释放氧比较困难。新生儿氧解离曲线（P_{50}）为20mmHg，分别低于成人的27mmHg和婴儿的30mmHg。新生儿P_{50}明显左移，说明同样运送足够氧至组织所需要的血红蛋白浓度要比较大儿童更高。因此，我们可以接受新生儿血红蛋白的下限为120g/L、血细胞比容为0.35。然而血红蛋白和血细胞比容在出生后逐渐下降，婴儿的这种生理性贫血在2～3个月达到高峰，大量的HbF被HbA所代替，P_{50}为30mmHg，氧解离曲线明显右移，从而使组织供氧大为改善。在这个年龄组的健康儿童，血红蛋白80g/L和血细胞比容0.25是可以接受的。应该注意，如果小儿有呼吸系统或心血管系统疾病，心排血量下降或氧合血红蛋白的能力受限，血红蛋白应在高值。如发绀型先天性心脏病的患儿，0.25的血细胞比容是难以耐受的。所以，有心脏或肺脏病变的儿童，其血红蛋白至少应为110～120g/L和血细胞比容0.32～0.35。估计可接受的失血量和反复测定血细胞比容，可以限制血液制品的使用。

最大容许出血量（maximal available blood loss，MABL）的计算公式：

$$\text{MABL}=\frac{\text{估计血容量}\times(\text{病儿 Hct}-30)}{\text{病儿 Hct}}$$

例如10kg小儿的=70×10=700mL，如病儿Hct为0.42，则：

$$\text{MABL}=\frac{700\times(42-30)}{42}=\frac{700\times12}{42}=200\text{mL}$$

3. 输血的目的　主要针对三种需要：①改善氧的运输；②维持血容量；③纠正出血。

如果患儿的血红蛋白和/(或)血细胞比容低于同年龄组安全范围下限时，则会影响氧的运输，这种贫血必须纠正。输入3mL/kg的浓缩红细胞可使血红蛋白增加10g/L。输入1mL/kg的浓缩红细胞可使血细胞比容增加1个百分点(按浓缩红细胞的细胞比容为0.66计算)。如果婴幼儿的血细胞比容大于0.25，手术短小，则术前可不必输血。反之，如果血细胞比容<0.25或预计术中失血较多，则应该在术前或手术开始时输血。

手术中应尽可能准确地算出失血量。同时，是否输血还要结合临床情况综合判断，而不是单纯依靠HCT和Hb数据作为输血指征。原则上出血量<10mL/kg，可以输入2~3倍于出血量的晶体液维持血容量，亦可输入适量的胶体液以避免水肿。如果出血量在10~20mL/kg时，则应使用等量的胶体、血浆或4%清蛋白进行补偿。如果出血量>20mL/kg时，必须进行输血。最有效的输入是新鲜血液。通常我们把输血量超过患者自身的血容量或在30min内输入全身血容量的1/3，认定为大量输血。大量输血应注意以下几点。

(1)高血钾：储存库血中的血清钾随储存时间增加，故对儿童一般不宜使用库存5天以上的血液。如果快速输入库存血时，易导致高钾血症。因此，当患儿输入库存全血超过1.5mL/(kg·min)时就必须严密监测心电图。如果出现室性心律失常伴高尖T波，则应立即进行高钾处理。

(2)低血钙：小儿输入含枸橼酸盐的血液制剂时，枸橼酸与钙离子结合，可导致钙离子降低(<1mmol/L)而引起循环抑制。每毫升新鲜血浆比同容积的全血含有更多的枸橼酸。研究证明，快速输入冰冻血浆1~2.5mL/(kg·min)时，4~5min就会出现最低低血钙水平。动用钙储备缓慢和肝脏对枸橼酸盐的代谢减慢，可能是这种低钙血的原因。如果以超过2mL/(kg·min)的快速度输入全血的同时，每100mL给予100mg葡萄糖酸钙则可避免血钙降低。氯化钙的效用强于葡萄糖酸钙的3倍。

(3)凝血功能障碍：大量输血导致的凝血功能障碍主要与凝血因子及血小板的稀释有关。稀释性血小板减少，低于50×10^9/L时，会导致临床上的出血，就应输入浓缩血小板。原来血小板计数越少，越应提早输入。小儿患者最初的剂量宜用0.3u/kg。如输血量超过血容量的总量，或凝血酶原时间(PT)、部分凝血酶原激酶时间(PTT)之一高于正常值1.5倍，应加用冷冻新鲜血浆。

(4)弥散性血管内凝血(DIC)：大量输血导致血小板及凝血因子稀释性出血与DIC的发生，两者的区别十分困难。除明显PT及PTT延长、血小板减少外，大量输血纤维蛋白原会仍然正常；而发生DIC时纤维蛋白原则可能降低。然而大量输入浓缩红细胞、清蛋白及晶体液也会导致纤维蛋白原降低。最有帮助的试验是确定纤维蛋白降解产物明显增加。DIC的处理是消除病因，纠正休克、酸中毒，治疗败血症，静脉滴注血小板、纤维蛋白原必不可少。

(5)酸碱平衡：严重创伤伴休克多伴有代谢性酸中毒，酸中毒可能会损害凝血功能，因此，输血的同时需用碳酸氢钠纠正酸中毒。而手术输血一般都能避免严重的血容量低下。故很少发生代谢性酸中毒。相反，术后数小时常发生代谢性碱中毒，原因是来自血中大量枸橼酸盐和乳酸盐在肝中的代谢。

(6)低体温：可引起寒战致氧耗增加，氧解离曲线左移，对血小板功能及凝血功能也有很大影响。因此，在输入4℃库存血时要注意体温过低对心血管系统的有害作用。最有效的加温方法仍然是用恒温水浴。

血液及其制品是一种特殊的药品，不能理解为营养补品，它不仅和其他药物一样具有不良作用，同时也有严格的适应证和量的限制。从血液保护的义务上来讲也应该尽量避免不必要的输血，以保证患者的安全。

第三节 小儿常用麻醉药

在新生儿生长发育直至生理成熟的变化过程中，其药动学和药效学均存有差异，这种差异与大部分麻醉药和辅助药的用量相关。本节叙述小儿麻醉中常用的相关药物及特点。

一、静脉全身麻醉药

（一）丙泊酚

丙泊酚是一种新型的静脉全身麻醉药，目前在小儿麻醉中已被广泛接受。由于其麻醉诱导起效快、苏醒迅速且清醒时不易产生谵妄，苏醒质量高和术后呕吐发生率低等特点，很适合小儿手术麻醉的选择。

1.药动学和体内代谢　丙泊酚的脂溶性很高，在肝内代谢迅速，代谢产物主要自尿中排泄。因为在新生儿体内与血浆蛋白的结合程度尚不明了，加之新生儿肝脏代谢能力较差，可以推断新生儿对此药的排出较为缓慢，目前尚无药动学数据适用于新生儿与婴儿，故通常不建议在此年龄段应用。

2.不良反应　小儿麻醉丙泊酚诱导剂量能使心率降低 10%～20%。平均动脉压（MAP）下降 10%～25%，在注射后 5min 降至最低点。

（1）5 岁以内小儿，血压下降比 5～10 岁者更为显著。与成人不同的是，现认为小儿血流动力学改变程度与诱导剂量无关，但与单位时间用药量相关。因此，临床剂量的丙泊酚无明显抑制心肌作用，如有心率减慢，给予阿托品即能恢复。

（2）丙泊酚诱导后呼吸幅度明显减浅，小儿诱导剂量可引起持续 20s 以上的呼吸暂停，其发生率为 20%，且与年龄和剂量相关。使用低剂量（1.5～2mg/kg）可保持自主呼吸和正常极限内的呼气末 CO_2 分压（$P_{ET}CO_2$）。诱导期在面罩供氧自主呼吸情况下，脉搏血氧饱和度（SpO_2）可降至 94%～96%。所以，使用丙泊酚麻醉的小儿，一定要对其呼吸功能密切监测。

（3）多数研究报道，有 30%～40%的小儿发生注射部位疼痛，手背静脉注射痛的发生率在小儿高达 81%。为减少疼痛，目前处理的方法有：①选择肘前大静脉；②药液中加入利多卡因或预先注射；③药物从低温（4℃）下取出直接注入血管；④静脉先给小量芬太尼，局部疼痛可降低至 33%。

3.剂量与给药方法　年龄与丙泊酚的量-效关系密切，丙泊酚的成人剂量对儿童常显不足。<2 岁、2～5 岁和 6～12 岁的小儿，睫毛反射消失所需的丙泊酚半数有效剂量（ED_{50}）分别为 1.79mg/kg、1.58mg/kg 和 1.46mg/kg。ED_{90} 分别为 2.63mg/kg、2.32mg/kg 和 2.14mg/kg。可见小儿年龄愈小，按体重计算所需的丙泊酚剂量相对愈大。丙泊酚的诱导剂量有个体差异，用药后的剂量-反应曲线较为平坦，这就很难估计其平均剂量。一般 3 岁以上诱导剂量为 3mg/kg，维持剂量为 9～12mg/(kg·h)。

（二）氯胺酮

氯胺酮镇痛作用好，但具有其他全身麻醉药镇痛不完全的分离麻醉作用。临床应用可产生有效的体表阵痛，可以进行皮肤、肌肉和骨骼手术，尽管内脏手术镇痛作用较弱，仍是小儿常用的静脉麻醉药。

1. 药动学及体内代谢　氯胺酮在肝中代谢，按体重给予相同剂量氯胺酮，小儿血浆中的去甲氯胺酮浓度高于成人。<3 个月的婴儿，清除率减小而半衰期明显延长。相反，3～12 个月婴儿的清除率较高，而排除半衰期较短(<3 个月为 185min，而 3～12 个月为 65min)。小婴儿的清除率降低，可能与代谢和肾脏清除能力降低有关。4 岁以上小儿的血浆清除率与成人相近，其较小的分布容积使小儿的排除半衰期缩短。小儿肌内注射后，作用消失较快，可能与儿童代谢率高有关。

2. 不良反应　对一般情况良好的 3 岁以上小儿，氯胺酮不致影响其血压及呼吸。在新生儿、婴儿常有上呼吸道梗阻，以致出现发绀。对 6～10 岁儿童给予标准剂量氯胺酮后，通气对 CO_2 的反应减弱，但呼吸频率、潮气量、$P_{ET}CO_2$ 分压和每分通气量亦无明显改变。氯胺酮能使咽喉部分泌物增加，过多的唾液分泌易引起作呕、阻塞和误吸，术前给予阿托品(0.02mg/kg)可减少腺体泌物。氯胺酮还有一个很大的优势，它对肝、肾或者其他器官没有毒性作用。

3. 剂量与给药方式　3 个月以上婴儿静脉给药时一般为 1～2mg/kg，肌内注射 4～6mg/(kg・h)。用于不肯合作的小儿需注意突发性喉痉挛。通常临床上常与苯二氮䓬类药复合应用(如咪达唑仑、地西泮)，以减少苏醒期精神症状。此外，若大剂量应用氯胺酮则可能引起呼吸暂停或呼吸道梗阻，尤其与其他镇静药合用时更易发生。

(三)咪达唑仑

咪达唑仑是苯二氮䓬(BDZ)类中的一种新型 BDZ 受体激动药，其作用时间短、安全、术后残余作用可被拮抗等优点已经受到了广泛重视，在小儿临床麻醉中也逐渐地占有一定位置。

1. 药动学及体内代谢　该药消除半衰期短于成人，主要为血浆清除率明显增高，虽无镇痛作用，但常作为小儿麻醉辅助用药。

2. 不良反应　咪达唑仑虽没有严重的不良反应，但复合应用其他中枢性呼吸抑制药(如阿片类药物)，尤其用于小儿注射剂量过大、速度过快时，则很易引起呼吸抑制。

3. 剂量与给药方式　咪达唑仑临床常用诱导剂量为 0.2～0.3mg/kg，婴幼儿的推荐剂量为 0.05～0.15mg/kg(不包括新生儿)，但在复合使用强效镇痛药(如芬太尼等)时应减量。

二、肌肉松弛药

(一)神经肌肉传导

(1)整个婴幼儿时期，细胞外液量逐渐减少，肌肉量与身体重量比增加，骨骼肌收缩性能不断增强，神经-肌肉接头及乙酰胆碱受体在生理生化方面也逐渐成熟，因而神经-肌肉接头对阻滞药的敏感性明显增强。同时，婴儿由于受细胞外液容量的影响，对多数肌松药在分布容积和时间方面都有影响。

(2)许多因素参与神经肌肉传导的进行。小儿初生时突触传导相对较慢，由于神经-肌肉接头处的乙酰胆碱储量较低，通过突触前膜的释放量亦较少。因此，当反复刺激时运动反应迅速耗减，所以婴儿神经传导的可靠性比成人差。生后数天内，会出现开始很快继而减慢的乙酰胆碱受体增加。肌纤维的组成比例，因肌群本身的活动而有改变。出生后的几周内，大多数肌群，尤其是手部肌肉，快肌收缩纤维的百分比增加。而在出生后数月内，慢肌纤维则在膈肌和肋间肌中方逐渐增多。

由于这些原因，未用肌松药的足月新生儿，其4个成串刺激反应为90%～95%，而不足32周的早产儿仅为83%。同理用50Hz或更高频率刺激不可能维持肌肉收缩，只有在出生第12周以后，才有与成人相同的反应。挛缩后的易化现象，随年龄而增加。

（二）肌松药效的临床监测

肌松药效的临床监测，可观察单次肌肉收缩（单次颤搐）或用4个成串刺激方法。单次颤搐法需要在给肌松药之前取得一个对照值，故极少用于小儿。4个成串刺激法更适用于临床，以使神经肌肉阻断程度量化。此法用4次频率为2Hz的超限刺激，以第4次刺激反应高度与第1次反应高度的比值来量化阻断程度，因而不需要给药前的对照值。如不能取得各次收缩的准确量化数值，一般习惯用4个成串刺激开始后肌肉反应的次数来计算：如出现3个反应，相当于0.1Hz单次刺激为其对照值的21%，2个反应相当于14%，1个反应为7%。如此亦足够在临床实用中估计神经肌肉的阻断情况。

（三）琥珀胆碱

琥珀胆碱为去极化肌松药。显效迅速、时效较短，至今仍为临床小儿麻醉中常用药物。但由于其不良反应（对产生恶性高热有无可争辩的启动作用）以及短时效非去极化肌松药的广泛应用，都令其临床使用明显减少。

1.药动学和剂量　按体重计算，同样的肌肉松弛程度，婴儿对琥珀胆碱的需要量远比幼儿及成人为高，这种现象似乎首先与琥珀胆碱在婴儿体内的分布容积较大有关。此分布容积随细胞外间隙的容积平行发生变化。一项明确的药动学研究，曾对新生儿（1～25天）、婴儿（1～11个月）和儿童（1.4～7.3岁）进行观察。这份研究证实，对婴儿和儿童，需要给予比成人更多的剂量（表4-11）。所以，如果采用琥珀胆碱产生完全肌松，新生儿及婴儿需给予3mg/kg，幼儿需给2mg/kg。

表4-11　琥珀胆碱在不同小儿的ED_{90}及其与成人ED_{90}的比值和计算等效剂量

	ED_{90}(mg/kg)	与成人ED_{90}比值	等效剂量(mg/kg)
新生儿	0.517	1.8	1.8～2.7
婴儿	0.608	2.1	2.1～3.2
幼儿	0.352	1.2	1.2～1.8
成人	0.290	1.0	1.0～1.5

（1）琥珀胆碱是唯一可用于肌内注射的肌松药。肌内注射4mg/kg可在30s内缓解喉痉挛，3～4min才能达到气管内插管条件，肌松作用约持续20min。6个月以内婴儿，肌内注射首次量需要5mg/kg，故肌内注射主要用于急救。

（2）与成人一样，婴儿及儿童在连续应用琥珀胆碱时也会导致初始的快速减敏现象（用量增加），继而<50%的患儿会有一段需要量反而减少的时期（Ⅱ相阻滞类似于非去极化肌松药所产生的阻滞）。因此，持续给药这一给药方法最好不用于小儿，而用于大多数不产生不良反应的非去极化肌松药更为合理。如有必要，婴儿和儿童残余的Ⅱ相阻滞可用常规剂量的新斯的明予以拮抗。

2.不良反应

（1）心律失常：需要关注的是偶尔出现房室结性或窦性心动过缓。故在术前用药中应给予阿托品，或在给琥珀胆碱前静脉注射作为预防，但不能完全消除心律失常的发生。

（2）咬肌痉挛、恶性高热：应用琥珀胆碱偶尔可见咬肌紧张度增加，使得张口困难、下颌僵硬,甚至影响喉镜的置入与插管。有学者认为,咬肌痉挛与琥珀胆碱所致一过性肌张力增加有关,但许多人视之为恶性高热的一种轻微表现。虽然这种观点只是一种推测,但毕竟琥珀胆碱确实是恶性高热无可争议的启动因素。

(3)高钾血症:健康儿童使用琥珀胆碱后会出现轻微的血钾升高,但在烧伤、破伤风、截瘫、脑炎、挤压伤或神经肌肉性疾病患者,静脉注射琥珀胆碱可发生威胁生命的与高血钾相关的心律失常,尤其是烧伤儿童。

(4)眼压增高:儿童应用琥珀胆碱后均出现眼内压增高,平均升高 10mmHg,高峰维持 2～3min,因而禁用于眼球开放性损伤的患者。

(5)禁忌:神经疾病、肌肉营养不良、肌肉强直、烧伤及恶性高热者。

3. 剂量与给药方式　琥珀胆碱虽有许多缺点及不良反应,但在目前所有肌松药中是起效最快且作用最短暂,故用于快速诱导及喉痉挛的治疗非常合适。通常儿童静脉注射 1.5～2.0mg/kg,约 40s 时可获得 95%的神经肌肉阻滞。而应用 1.0mg/kg 的剂量将会在约 50s 时达同等程度的阻滞。<1 岁的婴儿,因其巨大的细胞外液量,应静脉注射 3mg/kg 的剂量更为合适。上述剂量可提供完善的插管条件。

(四)非去极化肌松药

非去极化肌松药一般按照起效时间及作用时间来分类,目前最常用为中等时效(维库溴铵等)或长时效(潘库溴铵等)药物。

1. 中等时效肌松药　维库溴铵的药效亦随年龄而变化,幼儿的维库溴铵 ED_{50} 比婴儿及成人高。婴儿的分布容积比幼儿大,清除率在各年龄组相同。50%阻滞时,婴儿的稳态血浆浓度比幼儿低,所以维库溴铵在婴儿的阻滞时间较长。等效剂量 70μg/kg 的起效时间在婴儿为 4.5min,4～7 岁儿童为 2.4min,成人为 2.9min。起效时间比琥珀胆碱(约 45s)为长。给 0.1mg/kg后 2min 左右,即可进行气管内插管。儿童的消除半衰期较成人为短(41min 对 71min)。在乳儿则达 65min,明显长于 2 岁以上儿童。这一半衰期差异的原因,在于分布容积随年龄改变而血浆清除率保持不变。日常使用的诱导插管剂量为 0.08～0.1mg/kg。1 岁以上儿童,约 35min 后,颤搐可恢复至对照值的 95%,但在新生儿和婴儿,作用时间则延长至 2～3 倍。1 岁以内婴儿,70μg/kg 维库溴铵的时效达 73min,但应注意,在此年龄段的个体差异特别显著。

实际工作中对 1 岁以上儿童,维库溴铵仍被当作短效或中等时效使用的肌松药(表 4-12)。对于新生儿及婴儿则应注意其剂量的调整,尤其是追加剂量。<1 岁的小儿需降低剂量(40～60μg/kg)用于短时间手术,还要注意其特别悬殊的个体差异。

表 4-12　维库溴铵强度及时间过程

	强度(μg/kg)		时间过程(70μg/kg)	
	ED_{50}	ED_{95}	起效(min)	作用时间(min)
婴儿	16.5	27.7	4.5±0.6	73±27
幼儿	19.0	45.5	2.4±1.4	35±6
成人	15.0	33.8	2.9±0.2	53±21

2. 长时效肌松药　潘库溴铵是具有非去极化神经肌肉阻滞作用的双季胺甾类化合物。因能阻断迷走神经活性,可产生心动过速(增加了婴儿的心排血量),故用药后收缩压趋于升高。因此,麻醉医师更喜欢使用不影响血流动力学并能获得较长时间肌肉松弛作用的维库溴

铵。此外，中、长效肌松药还有阿曲库铵与哌库溴铵(表 4-13)。

表 4-13　小儿静脉肌松药用量

药物	插管(mg/kg)	维持		ED_{95}(mg/kg)	
		负荷量(mg/kg)	持续输注(μg/kg)	婴儿	幼儿
阿曲库铵	0.3～0.5	0.1～0.2	7	0.15	0.26
维库溴铵	0.05～0.10	0.025	1	0.024	0.038
潘库溴铵	0.1	0.05	—	0.05	0.05
哌库溴铵	0.1	—	—	—	—

3.肌松药的拮抗药　不论在什么情况下，拮抗药的使用应务必建立在合理的基础上，即机体已出现部分肌松失效时，才允许使用拮抗药。最理想的还是借助仪器监测箭毒化程度。通常认为小儿脱箭毒化的临床表现并不可靠。与过去某些意见相反，目前似可肯定儿童对新斯的明的需要少于成人一半，建议用量为 20μg/kg，使用前应给阿托品 0.02mg/kg。体温过低或体质较差者可明显增强非去极化肌松药的作用，因此，必须给低体温儿童升温，只有在中心体温高于 35℃时才给肌松拮抗药物。

三、阿片类药物

阿片类药物主要作用于 μ 和 κ 受体，除具有本身的镇痛效用外，还有明显的不良反应，尤其是中枢性呼吸抑制。

(一)吗啡

吗啡的镇痛效果一直是确定其他阿片类药物镇痛作用的效果分级参照指标。吗啡的药动学受年龄的影响较小。其半衰期、分布容积和清除率，在 5 岁小儿与 3 周婴儿之间差异不大。但在 1～4 天的初生儿中，其消除半衰期和血浆清除率的个体差异较大，总体水平时间均较延长。随着儿童逐渐发育成熟，吗啡清除率可明显加快，然而血药浓度与镇痛效能之间相关不明显。一般剂量在儿童用 0.1～0.2mg/kg，出生时期为 0.05～0.1mg/kg。患儿应用吗啡应该注意呼吸抑制的发生。呼吸抑制表现为潮气量减小和频率减慢。吗啡对新生儿呼吸的影响较哌替啶明显，这大概因为新生儿的血-脑屏障通透性较大，致使剂量虽然相同但脑中吗啡浓度增高。吗啡由于作用持久及其效能相对平和，故是儿童术后镇痛最常用的药物。在使用大剂量时，可出现组胺释放，偶尔伴发血流动力学改变。

(二)芬太尼

(1)芬太尼是一种合成的阿片类药物，临床镇痛效能强于吗啡 50～100 倍，是新生儿最常用的药物之一。年龄对芬太尼的药动学有较大的影响，这一点在早产儿、新生儿表现得尤为明显。＞3 个月的婴儿和儿童对芬太尼清除能力强，即 30.6mL/(kg·min)，成人则是 17.9mL/(kg·min)。β 消除半衰期短(即 68min，成人是 121min)。而早产儿和新生儿的药物清除能力差异大、药物半衰期长、清除速度慢，对呼吸的抑制时间长。其中，早产儿的平均 β 半衰期是 17.7＋9.3h。半衰期实际上首先决定于分布容积的变化，并随年龄的增加而降低。

(2)芬太尼常用剂量为 1～3μg/kg，此后根据临床需要适当加量。心脏手术用量为 25～50μg/kg，在这种大剂量作用下，术后需常规使用辅助呼吸。当大剂量静脉注射芬太尼时可能引起胸壁僵硬、声门紧闭，单用面罩正压并不能有效进行通气。可通过减慢给药速度、适量伍用肌松药或纳洛酮以避免。芬太尼可减慢心率、抑制压力反射。基于此常将芬太尼与潘库溴铵合用。

(三)纳洛酮(阿片类药物拮抗药)

纳洛酮为吗啡类药物的拮抗药,能逆转吗啡类药物的不良作用,尤其是呼吸抑制,但同时也消除了吗啡类的镇痛效能。目前尚无对儿童的药动学研究结果。曾观察得到其消除半衰期在新生儿和早产儿有所延长,很可能是在此年龄段结合能力较小的结果。不论吗啡类药物经何种途径给予(静脉、肌内),拮抗药只能用于已完全脱箭毒化的儿童。基本剂量为5～10μg/kg,一般分次静脉注射,直至达到预期效果。纳洛酮的药效时间短,可发生再次呼吸抑制,故需长时间的监护。

四、吸入麻醉药

吸入麻醉药在小儿诱导阶段应用很广,特别是当静脉途径很难建立时或者是小儿惧怕打针的情况下使用。如果术前药良好,麻醉诱导通常能够很容易进行。虽然当前提倡全凭静脉麻醉,但是在小儿麻醉中吸入全身麻醉仍然保留着重要地位。

常见挥发性麻醉药的理化性质、药理特性见表4-14。

表4-14 常见挥发性全身麻醉药的特性

药物	分子量	沸点(℃)	蒸气压/20℃(mmHg)	血气分配系数	MAC(%)		
					婴儿(1～6个月)	幼儿(3～10岁)	成人
氟烷	197.4	50.2	244	2.3	1.1	0.9	0.7
恩氟烷	184.5	56.5	172	1.9	—	—	1.6
异氟烷	184.5	48.5	239	1.4	1.7	1.6	1.2
地氟烷	168.0	23.5	664	0.4	9.4	8.0	6.0
七氟烷	200.1	58.5	160	0.6	3.3	2.5	2.0

这些麻醉药与氧化亚氮(N_2O)配合,不论是诱导还是维持麻醉,其优点首先在于容易管理和迅速逆转其作用。而大多数注射用麻醉药的消除半衰期一般较长,吸入麻醉药则与其相反。

为了正确地选择和使用吸入麻醉药,重要的是应该了解其不良反应,特别是对心血管系统和呼吸系统的影响。

(一)吸入麻醉药的理化性质

在吸入麻醉药的物理特性中,首先让麻醉医师注意的是其嗅味和对上呼吸道有无刺激。在这些常用的药物中,氟烷略带有水果香味而容易被患儿耐受。七氟烷诱导速度快于异氟烷和氟烷、清醒也较快,对呼吸道没有刺激,气味也易被儿童接受。异氟烷则因其刺激性而最难耐受。吸入麻醉药的血/气分配系数,新生儿低于成人,因而诱导更快。此外,氧化亚氮最不容易溶解于水,其血/气分配系数为0.47。地氟烷的血/气分配系数与N_2O相近(0.42)。由于它的溶解度低,所以与异氟烷和氟烷相比排出较快,与氧化亚氮较为接近。在吸入麻醉药中,异氟烷最不易溶解。各种分配系数因年龄而变化,在这些常用吸入麻醉药之间呈相互平衡关系。某些随年龄变化的组织分配系数已有报道,特别是脑/血分配系数和肌/血分配系数。这些系数说明小儿停止吸入麻醉气体后,苏醒迅速的部分原因。

(二)药动学

吸入麻醉诱导的快慢,决定于肺泡气中药物浓度上升的速度。一定时间内,肺泡气(或呼出气)药浓度与吸入气药浓度的比值(FAFi 或 FE/Fi),被用来判定吸入气平衡的速度。在婴儿和小儿,挥发性麻醉药的吸收和分布速度比成人快得多,解释这一现象的理由有以下三种。

(1)肺泡通气量/功能余气量比值增高。此比值在新生儿为 5,成人为 1.4,但按体重计算的潮气量相同(约 7mL/kg)。用极少溶解的气体(氦气或 N_2O)测出的肺脏时间常数,婴儿为 0.19 而成人为 0.73。

(2)血管丰富房室(心、脑)容积更大于血管贫乏房室(脂肪)。

(3)血/气和组织/气分配系数随年龄减小而下降。

虽然小儿按体重计算的心排血量高于成人,因而使血药浓度与肺泡气药浓度的比值下降;但对同一种吸入麻醉药,小儿的诱导速度都比成人为快。摄取吸入麻醉药的最快速度,最初在用氧化亚氮时见到。获得 FE/Fi 等于 1 的时间,在 0～6 个月的婴儿为 25min,15 岁以内儿童为 30min,成人 60min。使用氟烷时,这些年龄组间的差异更显著,因为它在血中的溶解度为氧化亚氮的 5 倍。在同样吸入浓度下,组织中药浓度,特别是脑和心脏,儿童要比成人高,达到组织平衡也更快。房、室间隔缺损的心腔内短路,亦对吸入麻醉药的摄取和达到平衡的速度产生影响。左向右分流对麻醉诱导速度影响不大,但右向左分流将使之变慢。

(三)心血管系统作用

新生儿和婴儿使用挥发性麻醉药时最易出现心血管系统的不良反应,其发生多与麻醉超量有关。研究表明,这类药物对心血管系统的影响,取决于小儿年龄及其心血管系统的发育成熟程度。新生儿的心脏顺应性差,每克组织的肌肉含量小,并且自主神经的分布平衡差。心排血量常依赖心率的变化,与前负荷关系较为明显。当心肌直接受抑制时的心肌储备能力降低。

婴儿和较小的小儿使用氟烷和异氟烷麻醉(1.5MAC)时,常出现心排血量明显下降。氟烷对心排血量和心率抑制作用强于异氟烷。如果用阿托品增加其心率,心排血量将回到正常水平。氟烷对于心肌直接抑制明显,而异氟烷导致血管扩张作用更加明显。恩氟烷的作用介于两者之间。

(四)呼吸系统作用

吸入性麻醉药影响呼吸的深度和频率,主要作用于中枢神经或者外周神经系统,同时也直接影响支气管平滑肌的节律和呼吸肌的节律。由于吸入麻醉药的呼吸抑制作用,加之婴儿的氧储备较少,提示在自主呼吸麻醉时对通气进行监测的重要性(呼吸频率、潮气量、呼气末 CO_2 分压、动脉血氧饱和度),即使短小的手术,麻醉医师也需要严密监控其呼吸。

(五)对中枢神经系统作用

吸入性麻醉药物由于使血管扩张,增加颅内血流量而使颅内压升高。这种血管扩张是剂量依赖性的,氟烷作用最强而异氟烷作用最小。异氟烷使脑脊液的重吸收增加,而氟烷和恩氟烷使其减少。恩氟烷对于颅内压升高有协同作用,甚至可以导致患儿肌麻痹。所以神经外科手术时不推荐使用恩氟烷。急性颅压升高的患儿,在打开脑膜之前避免使用挥发性麻醉药。

(六)对肝脏的毒性和恶性高热

吸入麻醉药对肝脏的毒性氟烷是首位,在儿童远低于成人,即便是多次使用也是如此。成人用氟烷导致肝炎的发生率,估计在 1/22000～1/6000 之间,在儿童为 1/200000～1/82000。这种差别尚无满意的解释。多次使用后出现转氨酶和 γ-GT(γ-谷氨酰转肽酶)的异常增高，在成人达半数以上，但在儿童只占2.7%。在现有条件下，异氟烷是最少被代谢的吸入麻醉药，因而对肝脏的毒性也最低，直至目前，尚未见儿童出现异氟烷肝炎的报道。吸入麻醉药都有恶性高热的潜在风险，特别是存在肌肉病变、脊髓性肌萎缩的儿童。

五、吸入麻醉药在儿科的应用

（一）麻醉诱导

吸入全身麻醉是8岁以内儿童常用的麻醉诱导方式，吸入法诱导在儿童较成人迅速，在固定的吸入分数下，如果诱导时小儿无屏气、咳嗽，而用力呼吸则吸入浓度可以迅速增加，很快使FA/Fi平衡。但诱导的快慢优劣并不只是所用药物的生理化学性质决定，重要的是药物的耐受性及其不良反应，特别是对呼吸和循环的不良反应。小儿使用吸入药全身麻醉诱导的一个重要不良反应就是快速的心血管抑制。所以小儿麻醉诱导时一定要控制吸入浓度，并且必须监测脉率和血压。如果6个月以上的小儿使用氟烷和氧气进行诱导，气管内插管时氟烷的MAC要高于维持麻醉时的50%。假如没有呼吸道阻塞，在5min之内自主呼吸3.5%～4%氟烷，可以成功地诱导。恩氟烷很少单独用作诱导，原因是其很高的MAC及其不良反应。氟烷或七氟烷诱导因刺激小，是合适的诱导药物，其麻醉速度快于异氟烷。氟烷有较高的血/气分配系数，效能强，刺激小，诱导较平稳。小儿使用阿托品可以减少分泌物的产生，使诱导质量提高。作为吸入诱导的全身麻醉药，氟烷仍然是小儿麻醉最好的诱导药物。

（二）麻醉维持

吸入麻醉药应用于麻醉维持非常广泛，与镇痛药、肌松药联合使用皆有良好的协同作用。异氟烷或氟烷可单独用于疼痛较轻的短时间手术，但应注意自主呼吸的监测。如果没有同时使用其他镇痛药，则随着吸入麻醉药的停止，其镇痛作用也随之消失。对过敏体质或哮喘儿童，氟烷也是首选药。

异氟烷导致与剂量相关的血压降低，是来自外周血管扩张而不改变心排血量，因而能获得中等或深度控制性低压。在吸入麻醉药中，异氟烷对心肌收缩力无负性作用或至少是作用很小，因而是血流动力学难以预料儿童手术的首选麻醉维持药，同样也适用于心功能受损儿童维持麻醉。但常见的心动过速，可能不易被某些患儿所接受。异氟烷很少引起心律失常或心肌对儿茶酚胺敏感。异氟烷对肝脏毒性较低，可用于肝功能不良儿童的短时间手术。

（三）术后苏醒

即使麻醉时间较长，吸入麻醉药停止后，苏醒亦很迅速。苏醒质量满意，术后并发症不多。如果说苏醒快慢和苏醒质量是为成人选择麻醉的因素之一，而儿童，特别是对较小儿童，则并非如此。实际上如前文所述，苏醒的动力学与诱导反向，不论用哪种吸入麻醉药，儿童的苏醒都比成人迅速。如麻醉时间不长，氟烷、恩氟烷和异氟烷的苏醒所需时间相同。在较大儿童，特别是在较长麻醉之后，苏醒则与成人相同。异氟烷或恩氟烷比氟烷为快，原因是前二者比后者的溶解系数更低。

第四节　小儿临床麻醉相关问题

多年来的小儿临床麻醉实践证明，只要控制好小儿呼吸，则基本能保障其生命安全。小儿麻醉水平之所以提升很快，是与脉搏血氧饱和度仪监测在临床麻醉中的广泛应用分不开的，也是小儿麻醉最重要的进展之一。过去曾认为小儿麻醉的危险性比成人大，死亡率亦高，目前认为只要做好术前准备（包括禁食），选择适宜的小儿麻醉方法和相关用药，麻醉期间严密监测和管理，出现异常症状及时做出有效处理，小儿麻醉与成人麻醉同样是安全的。

一、术前禁饮、禁食问题

临床上大多情况下，患病小儿并无水、电解质紊乱的表现，麻醉医师一般只需考虑术前禁饮禁食的时间长短。术前禁食的目的在于防止和避免麻醉诱导期间的胃内容物返流与误吸，但对于术前禁饮禁食的合适时间目前还没有一致的意见，尽管禁饮禁食的时间尚未统一，但长时间的禁饮禁食会引起小儿不适，故需全面考虑。

小儿代谢旺盛，体液丧失快，禁饮、禁食时间过长会造成脱水、低血糖及代谢性酸中毒，故小儿术前禁食时间以不超过 8h 为宜。最近研究表明，术前 2h 饮清水或糖水可以降低脱水和低血糖的发生机会，并有助于诱导平稳而并不增加误吸入的危险。清流质一般只需 30min 左右即可从胃排空，通常手术时间多在上午开始，一般麻醉诱导前 2～3h 禁饮即可，大龄小儿（5 岁以上）可于手术前 6h 禁食。如手术于下午开始，可在上午 1 时早餐或喂奶，并在麻醉前 3h 给少量饮水（清水或糖水）。若手术时间推迟，应在术前 2～3h 静脉输液，以维持机体生理体液需要。对于急症小儿，视情况禁饮禁食，但均应以饱胃对待。不同年龄段小儿禁饮、禁食时间（可参考表 4-15）。

表 4-15　小儿禁食、禁水时间(h)

年龄	奶/食物	清水/糖水	年龄	奶/食物	清水/糖水
新生儿	4	2	6～36 个月	6	3
1～6 个月	4	3	>36 个月	8	3

二、麻醉前用药

麻醉前用药的目的是减轻小儿的恐惧，减少呼吸道黏膜的分泌，阻断迷走神经反射，以及减少全身麻醉药需要量。适宜的麻醉前用药可使小儿安静、容易合作，且使麻醉诱导相对安全、易于实施。

临床上常用的麻醉前用药主要包括镇静药、镇痛药和抗胆碱药，通常以小儿全身状况、年龄及不同麻醉方法选择术前用药和用药途径。1 岁以下小儿通常不用镇痛药或镇静药，以免引起呼吸抑制。小儿术前用药途径，一般以口服、肌内注射或静脉注射为主。

（一）口服用药

1. 咪达唑仑　0.25～0.5mg/kg 加适量糖浆或含糖饮料口服，用药后 10～15min 即产生镇静作用，20～30min 作用达峰值。口服咪达唑仑有较好的镇静及抗焦虑效果，且不影响术后苏醒时间，故短小手术也可应用。

2. 氯胺酮　口服 4～6mg/kg 及阿托品 0.02～0.04mg/kg，用药后 10～15min 可使小儿安静。如果合用咪达唑仑 0.25～0.5mg/kg 可增强镇静效果。合用阿托品的目的是避免分泌物增多而引发喉痉挛的危险。口服大剂量氯胺酮（8～10mg/kg），镇静效果好，但不良反应，如呕吐发生率较高。因此，可同时加入咪达唑仑 0.2～0.3mg/kg 口服，以减少不良反应。

（二）肌内注射

肌内注射的缺点是注射部位疼痛，这是学龄前小儿最为惧怕的事情，必要时可改为口服用药。对术前全身情况较差或呼吸功能较弱的小儿，应禁用吗啡类药物。但发绀型心脏病小儿术前可用吗啡(主要在手术室内用药)。阿托品等抗胆碱药必要时可在诱导期间经静脉给予。

(三)静脉注射

对某些较大儿童或急诊手术，术前用药可以采用静脉注射途径。

三、麻醉前评估

(1)麻醉前访视内容包括病史、体格检查、实验室检查资料，以及与手术相关的信息，如病灶部位、大小、手术时间长短，并结合麻醉及手术的要求，进行综合分析，最后将小儿的全身情况与麻醉及手术的耐受性做出较全面的评估。

(2)根据小儿对麻醉手术的耐受能力，将其全身情况归纳为两类 4 级(表 4-16)。Ⅰ类小儿可接受任何类型的麻醉和手术，无须特殊处理，仅做一般准备。Ⅱ类小儿必须对其营养状况、中枢神经、呼吸、循环、血液系统，凝血功能、肾功能、水和电解质平衡状态等做好全面评估及针对性准备，方可实施麻醉和手术。为确保安全，必要时还可采取分期手术，即先做简单的紧急手术。例如：对大出血的患儿，先行止血手术；对窒息的患儿，先行气管切开手术；对肠坏死患儿，先行坏死肠襻外置手术等。待其全身情况改善后，再进行根治。对于麻醉危险性极大者，除应充分做好抢救的准备工作外，还应向患儿的父母或亲属交代清楚。

表 4-16　手术前小儿麻醉耐受性评估

分类	分级	全身情况	外科病变	重要生命器官	评估
Ⅰ	1	良好	局限，不影响或仅有轻微全身影响	无器质性疾病	良好
	2	好	对全身已有一定影响，但易纠正	有早期病变，但功能处于代偿状态	好
Ⅱ	1	较差	对全身已造成明显影响	有明显器质性病变，功能接近失代偿或已有早期失代偿	差
	2	很差	对全身已有严重影响	有严重器质性病变，功能失代偿者需采用相关支持疗法	极差

四、上呼吸道感染问题

择期手术伴有上呼吸道感染的小儿，应暂停手术。急性上呼吸道感染者若实施麻醉与手术，其喉痉挛和支气管痉挛的发生率明显上升，且术中及术后可出现呼吸道分泌物增多、低氧血症，甚至造成呼吸道管理困难。此外，气管内插管等操作还容易造成咽腔和气管黏膜组织水肿，从而导致严重的并发症。因此，术前应尽可能使感染得到控制。

据统计，＜2 岁的小儿，平均每年患上呼吸道感染 5～10 次。因此，为保障安全，择期手术应经过治疗，症状完全消失后再手术为宜。急诊手术小儿患上呼吸道感染，一般不能延期手术，则应向其父母详细交代病情并在术中严密监测，且严防并发症的发生。小儿存在上呼吸道感染倾向或呼吸道症状轻微，可根据手术情况，选择非气管内插管全凭静脉复合麻醉或合用局部麻醉，采用面罩自主或辅助呼吸，一般可避免和减少呼吸道并发症的发生。术后呼吸道并发症易发生在苏醒早期，因此，上呼吸道感染的小儿围手术期麻醉应密切监测与监护。

五、小儿麻醉方式

目前临床上常用的麻醉方式大致有以下几种。

（一）全身麻醉

全身麻醉包括静脉全身麻醉（或称全凭静脉麻醉）、吸入全身麻醉和静-吸复合全身麻醉。三种麻醉方法各有优缺点，临床应用可根据病情、手术特点及麻醉医师操作熟练程度选择。目前国外多采取静-吸复合麻醉，该种方式能够充分汲取静脉麻醉药和吸入麻醉药的各自优势，取长补短，从而达到最佳的麻醉效果。国内对于较大手术通常也采用静-吸复合麻醉，而一般小手术多采用全凭静脉麻醉（非气管内插管）。需要强调的是，有些时间不长的腹腔手术如肠套叠复位术，若采用非气管内插管全凭静脉麻醉则是十分危险的，因呕吐误吸的概率很高，一旦出现返流与误吸，呼吸道管理将会非常困难，甚至导致患儿窒息死亡。

（二）区域阻滞

区域阻滞包括硬膜外阻滞、蛛网膜下腔阻滞、骶管阻滞和臂丛神经阻滞。通常不能配合的小儿可以先静脉或肌内给予基础用药，在做好呼吸管理的同时选择所需麻醉方式。一般来说，较小的小儿多采用骶管阻滞以代替硬膜外阻滞或蛛网膜下腔阻滞，该方法操作简单、阻滞完善、肌松良好、创伤小、对循环/呼吸影响轻微，术后并发症少。小儿臂丛神经阻滞多采用腋路法，对较大的小儿也可采用肌间沟法。

六、全身麻醉诱导及气管导管的选择

全身麻醉是小儿最为常用的方法，主要有静脉复合全身麻醉和吸入全身麻醉，前者临床应用较多。

（一）全身麻醉诱导

1.静脉快速诱导　常用于6岁以上小儿，其诱导迅速，刺激小。但诱导前需静脉穿刺，亦可引起小儿躁动、恐惧不安，应适当给予术前用药。

2.静脉慢速诱导　多用于新生儿、婴儿或需要行气管镜检查的小儿。该方法插管前给予适当的镇静药、镇痛药，在保留自主呼吸的前提下，通过喉镜利用喷雾器进行口咽及气管内表面麻醉，然后进行气管内插管或进行支气管镜检查。在进行气管内表面麻醉的同时，麻醉医师应根据小儿的年龄、体重注意掌握局部麻醉药的用量，并随时吸引咽腔内残留的麻醉药液，以防局部麻醉药中毒，此方式要求麻醉医师具备较强的小儿呼吸管理经验。

3.吸入麻醉诱导　常用于6个月至6岁的小儿。诱导前给予适当的镇静药，用面罩以半紧闭式吸入法吸入麻醉药，待小儿神志消失、眼睑刺激无反射后，即可开放静脉，并辅以肌松药进行气管内插管。Berry认为，6个月以下小儿是实施吸入麻醉诱导的主要范围。这类小儿易于与父母分离，不易哭闹，可顺利完成吸入诱导。

4.肌内注射药物诱导　适用于不能合作者，常用药物为氯胺酮4～7mg/kg，或咪达唑仑0.2～0.5mg/kg，待小儿神志消失后开放静脉，辅以肌松药进行气管内插管。

（二）气管导管的选择及相关问题

全身麻醉是常用麻醉方法，除短小手术外，一般均采用气管内插管全身麻醉。建立人工呼吸道全身麻醉能保证呼吸道通畅，防止返流与误吸，能有效控制肺泡通气，减少无效腔量，保障有效通气，便于麻醉期间的呼吸管理。一般采用静脉快速麻醉诱导气管内插管，也可慢速麻醉诱导配合咽喉表面麻醉插管，还可采取吸入麻醉诱导插管。

1.适应证　气管内插管全身麻醉包括：①颅脑和胸、腹腔手术；②头颈部与口咽腔手术；

③危重疑难手术;④特殊体位手术(如侧卧位及俯卧位手术)。

2.气管导管的选择　按照常规,6岁以下小儿可选用不带气囊的气管导管,目的是增加导管内径、降低气道阻力、减少气囊充气对气管黏膜的压迫损伤。导管的粗细应在15~20cmH_2O的气道压力时稍有漏气为宜。若压力在10cmH_2O时即有漏气,则应更换大一号导管。切合实际的气管导管的选择应在喉镜显露声门后,根据声门大小而定,通常以小儿年龄备好3根不同型号(ID)的导管以供选择。需提示的是:带气囊的导管若选择稍粗,有时管尖插入声门,而气囊却在声门处受阻,此时应更换小一型号导管即可。选择适宜粗细的气管导管,且操作轻柔、插入深度准确,是避免通气意外的关键措施。资料表明,只要注意使用,避免暴力操作,带气囊导管并不会增加气管内插管并发症的发生率。

3.导管插入深度(从上切牙至管尖距离)　由于新生儿至12岁小儿其气管长度随年龄而递增,故导管插入气管内的深度也不一,为防止导管插入过深管尖抵达隆突或进入支气管,同时也应防止插入过浅而术中脱管。

七、呼吸回路的选择

(一)成人采用的半紧闭系统不适用于小儿

(1)面罩、螺纹管及接头明显增加无效腔量。

(2)吸气和呼气活瓣可使呼吸做功增加。

(3)大容积的CO_2吸收罐有储存吸入麻醉药的作用。

(二)体重10kg以下小儿应用无复吸入或开放系统

(1)复吸入程度取决于新鲜氧流量,流量应为潮气量的2~2.5倍。

(2)呼吸囊的大小　新生儿应为500mL,1~3岁为1000mL,3岁以上者为2000mL。

(3)10kg以上者可使用半紧闭系统,但应选用小儿呼吸囊和螺纹管。

八、全身麻醉维持

小儿术中全身麻醉维持的选择取决于各自医疗单位的条件、所具备的麻醉药,以及麻醉医师的经验、熟练程度及操作习惯。

(一)吸入全身麻醉药维持

以氟烷、恩氟烷、异氟烷或七氟烷复合N_2O吸入,辅助静脉注射肌松药为常用方法,但应注意以下事项。

(1)吸入麻醉药的最低肺泡有效浓度(MAC)值与年龄相关,早产儿和新生儿最低。如氟烷的MAC值:早产儿为0.6%,新生儿为0.89%,而2~4个月小儿为1.12%。

(2)新生儿对吸入全身麻醉药的摄取和分布非常迅速,诱导和苏醒均快,麻醉深度较易调节,但也容易发生呼吸和循环抑制。

(3)吸入麻醉药可产生与剂量相关的呼吸抑制,麻醉期间应进行辅助或控制呼吸。

(二)静脉全身麻醉药维持

1.氯胺酮　静脉注射1~2mg/kg可维持10~15min,肌内注射5~7mg/kg可维持20~30min。但应注意其不良反应,如低龄小儿保留自主呼吸者,用量过大可产生呼吸及循环抑制等。

2.羟丁酸钠　静脉注射80~100mg/kg可维持1~2h,但麻醉性能较差,常需与其他全身麻醉药合用。

3.丙泊酚　可用于3岁以小儿的麻醉诱导和维持，维持量为6～12mg/(kg・h)，并根据需要调节。如与其他全身麻醉药合用，可出现循环抑制，应减少用量。

九、麻醉期间的监测

(一)呼吸系统

(1)常规在心前区胸壁放置听诊器监听呼吸音、呼吸频率，同时可监听心率和心音的强弱。食管听诊器应在气管内插管后放置。

(2)严密观察呼吸运动模式、呼吸囊的动态、手术野组织黏膜及出血的颜色，尤其应常规监测 SpO_2。

(3)维持呼吸道通畅，减少无效腔通气对小儿具有更重要意义。小儿的Vd/Vt与成人相同，但Vt小于成人，轻度增加Vd，则可使Vd/Vt明显升高。

(4)术前肺功能较差者，或对呼吸功能影响较大的手术，应监测呼吸功能和血气分析。

(二)循环系统

常规监测ECG、血压，监听心音。根据心音的强弱、心率及心律等，以准确评估循环状态。循环抑制早期可表现为心音减弱和心率减慢。

术前并存心、肺疾病或复杂手术，应监测直接动脉压、CVP和尿量，应维持尿量1～2mL/(kg・h)。

(三)体温监测

小儿的体温调节中枢发育尚未成熟，散热过快或散热障碍可能随时出现。因此，麻醉期间的体温变化很大，体温降低或升高都可能发生。此外，室内温度、输液，或输入库血均应予以注意。

麻醉期间应常规监测体温，通常监测鼻温或肛温，若有异应及时处理。

十、并发症的防治

由于小儿病理生理特点，临床麻醉期间并发症较多，且程度各异，轻者一般对机体无明显影响并很快恢复，重者可导致严重后果，甚至危及生命。因此，提高小儿麻醉安全，防止和避免各种并发症是临床麻醉中的重要一环。

(一)呼吸系统

呼吸系统并发症在小儿麻醉中最为常见，故麻醉与手术期间更应加以重视。

1.呼吸道梗阻　因小儿上呼吸道的解剖特点所致，尤其新生儿与婴儿，围手术期很易引起上呼吸道梗阻。

(1)原因：舌后坠、分泌物阻塞、误吸，气管导管扭曲，喉部水肿，声门下水肿，喉痉挛或支气管痉挛等。

(2)处理：①未行气管内插管者应严密观察呼吸运动，必要时放置口咽通气道；②及时清除气管内和口腔内的分泌物；③对饱食或肠梗阻者术前应胃肠减压，且在气管内插管前放置胃管，并吸出胃内容物以减少呕吐与误吸；④及时检查并固定好气管内插管的位置，监测气道压力，发现异常及时处理；⑤拔管前应吸氧并充分吸痰，在膨肺后拔管，可避免因吸引所致的缺氧；⑥发现喉水肿或痉挛，应尽早使用皮质激素治疗，必要时可喷雾肾上腺素液。

2.呼吸抑制　麻醉类药物均有呼吸抑制作用。

(1)原因:麻醉性镇痛药、基础麻醉药及其他强化药都易引起中枢性呼吸抑制,尤其复合用药或剂量过大、注射速度过快。

(2)处理:①必须根据小儿全身情况和耐受能力用药;②一过性呼吸抑制可以面罩辅助呼吸;③严重呼吸抑制者应气管内插管行人工呼吸。

(二)循环系统

非先天性心脏病小儿其循环功能常较为稳定,围手术期心血管并发症较呼吸系统显著为少。

1.心动过缓　小儿麻醉期间出现心动过缓是一危险信号,常与缺氧、迷走神经反射、低血压、药物对心肌的直接抑制等因素相关。除治疗病因外,必要时以阿托品治疗,并充分供氧。

2.心搏骤停　由于小儿对缺氧、失血的代偿能力很差,如不及时治疗,易导致心搏骤停。术中应密切观察和监测,及时发现并做出有效处理。

(三)体温异常

小儿麻醉期间体温易受环境温度的影响,容易降低或升高。

1.体温降低　一般情况下新生儿、婴儿体温易下降。

(1)原因:室温低,手术野及体表散热,输入低温液体和血液。

(2)处理:保持室温 24～26℃。大量输库存血时应加温;必要时应用保温毯保温。

2.体温升高　幼儿以上年龄段麻醉期间体温则容易升高。

(1)原因:室温高,如覆盖过多敷料致散热障碍。缺氧、二氧化碳蓄积、脱水、感染、寒战及呼吸做功等。

(2)处理:去除病因,对症处理,必要时采用体表物理降温。

十一、小儿喉罩的应用

随着喉罩的逐步改进和使用经验的不断积累,常被用于小儿麻醉中人工呼吸道的建立。喉罩虽然无法取代气管内插管,但它可以用于维持麻醉患儿自主呼吸与控制通气时的上呼吸道通畅。小儿临床应用喉罩较成人为少,但与气管内插管相比有着许多特点,如不需使用喉镜,操作简便易行,对血流动力学影响较小,还可替代气管导管维持麻醉通气等。需要指出的是,最初的喉罩是由英国人根据成人尸体解剖咽喉部结构设计的,而用于小儿的喉罩多数是按比例将成人喉罩缩小制成的。由于小儿,尤其是婴幼儿在咽喉局部解剖结构上并非是成人的缩影,而具有不同于成人的特点,因而在使用过程中务必慎重对待。

(一)临床应用

1.喉罩的插入方法

(1)喉罩的标准插入方法:在合适的吸入麻醉诱导或静脉注射丙泊酚麻醉后插入喉罩。插前须检查罩囊,且完全抽瘪罩囊,并将喉罩进行润滑,然后右手握持喉罩盲探下沿腭部插入至咽喉部,直至感到阻力,充气囊,检查通气情况。

(2)喉罩的反向插入方法:喉罩面朝下,罩囊部分充气,当插到咽部时旋转 180°,对喉罩进行调整时,应先将喉罩的纵向中心黑线应位于上切牙的中点。

2.常见喉罩插入不良的原因

(1)麻醉深度过浅,可致喉罩的插入操作失败,呛咳和喉痉挛在浅麻醉时易发生,婴幼儿和小儿的发生率大于成人。

(2)张口受限,可使喉罩插入和推送发生困难。

(3)会厌被喉罩的前端推向喉口,可导致部分性呼吸道梗阻。

(4)喉罩前端的通气口未对向喉入口,如喉罩的插入位置太深或太浅。

(5)喉罩插入后其罩囊前端向上掀起,而半阻塞声门,可导致部分呼吸道梗阻,此问题最常发生在喉罩应用次数过多,罩囊失去原有的弹性。

(6)小儿使用喉罩时应经常观察通气导管后面的黑线。应保持其位于上切牙正中,如果偏向一侧,常提示通气罩囊在咽喉部存在扭转的可能。

(7)喉罩受阻于咽后壁:主要与在垂直方向上插入喉罩有关,不仅可导致通气效果不良,而且可导致严重的胃胀气。

(8)术中头颈部活动易引起已安置良好的喉罩重新漏气。

3.喉罩应用的特点

(1)可提供良好通气,呼吸道阻力较气管导管更低。

(2)避免对声带和气管的刺激和解脱了麻醉医师麻醉管理和扣面罩的麻烦。

(3)可应用于影像学检查,如放射性治疗或其他短小手术。

(4)喉罩的插入即使麻醉较浅或无肌肉松弛条件下也可完成。应用喉罩期间可减少全身麻醉药用量,并明显缩短苏醒时间,还可减少由气管内插管所特有的并发症发生。

(5)在插管困难患儿,喉罩还可用于引导气管内插管,即先通过喉罩放置气管内一细导管,退出喉罩后可作为管芯引导气管内插管。

(二)小儿喉罩使用的相关问题

喉罩在临床麻醉中使用日益广泛,但临床上一些潜在的相关因素不容忽视。

1.罩囊及罩囊压力

(1)有研究指出,一个理想的罩囊即使插入正确也不能保障通气良好,因为罩囊是在喉入口处,并非插入气管内,若通气压力稍高,可产生漏气或部分气体吹入胃内。

(2)如罩囊过度充气,容易造成咽腔黏膜组织受压损伤,术后咽喉疼痛显著。

(3)罩囊插入过深或过浅,以及充气不足均可引起喉入口漏气。

(4)罩囊如破损,即使针尖样大,也必须丢弃,因失去喉入口封闭作用。

2.呼吸道梗阻　对于婴幼儿,喉罩引发的呼吸道梗阻应该引起足够的重视。近期研究表明,婴幼儿应用1.0或1.5号喉罩容易引起气道部分梗阻,致使呼吸道压力增高,吸入气泄漏明显,从而引发有效潮气量降低。Harnett等人也报道,婴幼儿应用喉罩呼吸道梗阻发生率高,尤其是在术中。因此,喉罩应用于婴幼儿麻醉应当非常谨慎,麻醉医师应清楚术中随时可发生呼吸道梗阻的风险。

3.罩囊位置不当　通过纤维支气管镜(纤支镜)检查,Rowbotton等报道,小儿喉罩插入位置不当的比例约为19%,这一数值大大高于成年人的10%。而且以喉罩维持通气的小儿有49%可在罩内看见会厌,这在通常自主呼吸状态下并不影响通气,但若需行正压辅助通气则会遇到麻烦。Wahlen报道100例3～11岁小儿应用喉罩,纤支镜证实49例位置不良,51例良好,其最低漏气的呼吸道压力分别为17和25cmH_2O,胃充气仅发现5例位置不良者。Campbell用纤支镜证实,喉罩位置是否理想,发现直视喉镜下插入准确率91.5%,而盲插的准确率只有42%,但两组通气均无困难。近年来的研究显示,能安全使用喉罩通气的小儿最低体重为6.5kg，能保证呼吸道通畅的概率与成年人相似(92%～99%)，只是在喉罩插入和拔出过程中遇到困难的比例较成人高。人们在临床实践中总结了一些经验，如Brain(喉罩发明人)建议，在插入喉罩前预先将罩囊内充入少量空气，以利于插入后会厌离开咽后壁而不阻挡声门。又如有人在遇到小儿喉罩插入困难时，可通过提下颌，以便使舌根离开咽后壁，扩大咽腔，从而使喉罩容易置入到位。此外，根据临床要求，有的厂商制造了一种用于20～30kg的小儿的2.5号喉罩，据称是真正按照小儿呼吸道解剖特点而设计，但其临床实用价值有待进一步证实。临床观察不论是哪种类型的喉罩，任何头、颈部位置的变动，如垫肩、抬头，以及翻身等体位的改变，都可能导致罩囊移位，而这些变动在气管内插管完成后是完全被允许的。因此，喉罩的使用仍需由有经验的医师来管理，同时密切注意监测呼吸参数。

4.呼吸道的密闭性　喉罩正压通气时容易漏气，漏气程度与手术时间长短、患者体位、颈部紧张度、通气阻力、通气压力大小等因素有关。喉罩正压通气时呼吸道压力不应超过20cmH_2O。当维持相同通气时，使用压力控制通气较容量控制通气的气道峰值压。有研究表明，小儿喉罩使用时，胃食管返流的发生率与面罩和气管内插管无显著性差异。一旦发生返流与误吸，应立即拔除喉罩，气管内插管清理呼吸道并给予通气。

5.其他　由于喉罩存在置入位置、密闭性，以及小儿上呼吸道解剖方面的特殊等因素，对于使用喉罩过程中出现的屏气、呛咳、喉痉挛、分泌物、呼吸道梗阻、SpO_2下降、返流与误吸，以及气体入胃等问题都应对症处理。

十二、部位麻醉

临床上采取部位麻醉方法达到镇痛与肌松作用，则能满足某些手术要求，并显著降低了选择全身麻醉可能引起的不良反应。

(一)小儿局部麻醉药的药理特点

(1)由于新生儿血浆清蛋白含量较低，局部麻醉药与蛋白的结合减少，可使游离局部麻醉药浓度增加。

(2)6个月以下小儿的血浆胆碱酯酶活性降低约50%，新生儿的肝微粒体酶系统发育不全，常致使局部麻醉药的代谢速度减慢。

(3)局部麻醉药毒性反应较易发生，因此，用量应根据体重仔细计算。在小儿，重复用药容易引起蓄积性局部麻醉药毒性反应。

(二)部位麻醉的实施

在合理应用基础麻醉或辅助药的基础上，小儿可以在部位麻醉下进行手术。但麻醉管理不能忽视，应备麻醉机及急救用品。

(1)为避免患儿在进手术室前哭闹，必要时可施行基础麻醉，待患儿入睡后再进手术室。常用氯胺酮4～6mg/kg肌内注射，或咪达唑仑0.2～0.3mg/kg肌内注射。

(2)门诊小手术可在局部浸润麻醉下完成。

(3)臂丛神经阻滞时常选腋路法，常用1%利多卡因8～10mg/kg，加适量肾上腺素。

(三)骶管阻滞

1.适应证　一般情况良好的年长儿会阴部手术，学龄前期、婴幼儿下腹部及下肢手术。

2.禁忌证　穿刺部位皮肤感染、血液凝固异常、脊膜膨出、血容量显著减少等。

3.穿刺体位　左侧卧位或俯卧位(臀部需垫高，清醒年长儿适用)。穿刺方法：在骶裂孔处定位，与皮肤垂直进针，穿过骶尾韧带后，针与皮肤成30°～40°角向头端进针，向骶管推进2～3cm即可。针过骶尾韧带时有落空感，注入空气无皮下气肿，注入生理盐水无阻力。

4.注意　进针不宜超过髂后上棘连线，以免损伤硬脊膜囊，回抽有血有液体时应放弃注药。

5.骶管容积　(V)(mL)＝(D－15)/2＋4(D＝第7颈椎至骶裂孔距离)，或(V)(mL)＝kg(小儿)。

6.用药量　利多卡因8～10mg/kg。浓度：新生儿0.5%；1～3岁0.75%；3～5岁0.8%～1%。

(四)硬膜外阻滞

1.适应证　腹部和下肢手术，与浅全身麻醉相结合用于胸部、腹部及下肢手术，尤其是术后需镇痛者。可以单次给药，也可行连续硬膜外阻滞，麻醉显效快，阻滞效果好，但麻醉平面容易升高。

2.穿刺部位　较成人低1～2个间隙，进针深度1～2.5cm。

3.用药配方

(1)利多卡因8mg/kg，＞10岁的浓度为1.2%～1.5%，6～10岁为0.8%～1%，3～5岁为0.75%，＜3岁为0.5%。

(2)丁哌卡因1～2mg/kg，＞10岁的浓度为0.25%，6～10岁为0.2%～0.25%，3～5岁为0.2%。

4.单次硬膜外阻滞　常用0.125%～0.25%丁哌卡因，用量按0.6mL/kg计算。连续硬膜外阻滞时用药见表4-17。

表4-17　硬膜外阻滞常用药物

局部麻醉药	浓度(%)	用量(mg/kg)
利多卡因	0.7～1.5	8～10
丁卡因	0.1～0.2	1.2～1.5
丁哌卡因	0.25～0.5	2

5.术后硬膜外镇痛　常用0.1%丁哌卡因含芬太尼3μg/mL，以0.1～0.3mL/(kg·h)的速度持续注入。但1岁以下者不用麻醉性镇痛药，以免发生呼吸抑制。

(五)臂丛神经阻滞

上肢手术可应用腋路及肌间沟阻滞法，适应5岁以上小儿。常选用0.8%～1%利多卡因8～10mg/kg，年长儿可选用0.25%丁哌卡因1～2mg/kg。腋鞘容积(mL)＝年龄×2＋4。

参考文献

[1]哈罗德·埃利斯,安德鲁·劳森. 麻醉解剖学[M]. 天津:天津科技翻译出版公司,2018.

[2]严峰,屠秀菊,李军,等. 纤维支气管镜联合超声定位喉罩在老年全身麻醉患者气道管理中的应用[J]. 中国内镜杂志,2018(03):11-15.

[3]内德·D. 内德,奥格年·维斯杰瓦斯. 复杂性区域疼痛综合征过去、现状和未来[M]. 天津:天津科技翻译出版公司,2018.

[4]石少凯,骆东超. 右美托咪定复合地塞米松对剖宫产术后镇痛效果及产后抑郁的影响[J]. 中国计划生育和妇产科,2020(12):61-64.

[5]王荣,黄展雄,张一凡,等. 七氟烷与异丙酚联合瑞芬太尼对脊椎骨折麻醉效果的影响研究[J]. 黑龙江中医药,2019(03):183-184.

[6]史会建,郝伟,孙志华. 麻醉基础与临床手术应用[M]. 武汉:湖北科学技术出版社,2019.

[7]刘东莉,高芳芳,高慧. 舒脑欣滴丸联合卡马西平治疗原发性三叉神经痛疗效及对睡眠质量的影响[J]. 现代中西医结合杂志,2020(09):983-986.

[8]李兆国,范惟,秦承志. 临床麻醉技术与疼痛治疗学[M]. 长春:吉林大学出版社,2019.

[9]刘考文. 盐酸羟考酮缓释片与硫酸吗啡缓释片治疗重度癌痛的有效性及安全性对比[J]. 中国实用医药,2019(11):110-112.

[10]皮特·A. 菲利普. 盆腔疼痛和功能障碍[M]. 天津:天津科技翻译出版公司,2019.

[11]陈晓燕. 七氟烷或异丙酚复合瑞芬太尼在老年腹腔镜胆囊切除术中麻醉效果对比评价[J]. 中国实用医药,2019(23):14-16.

[12]余恩念,陈阳,李芸,等. 超声引导下胸椎椎间孔神经阻滞治疗胸腹部带状疱疹后神经痛效果对比[J]. 山东医药,2020(28):87-89.

[13]拉斯·阿伦特-尼尔森,瑟奇·佩罗特. 关节疼痛[M]. 上海:上海世界图书出版公司,2020.

[14]杜冬萍,许华. 超声引导下疼痛注射治疗[M]. 上海:上海科学技术出版社,2018.

[15]张冉,霍飞,田龙,等. 超声引导下椎旁神经阻滞与肋间神经阻滞用于胸腔镜肺部术后镇痛效果的比较[J]. 临床麻醉学杂志,2020(09):886-889.

[16]龙翔宇. 骨伤疼痛分期诊疗学[M]. 北京:中国中医药出版社,2017.

[17]刘明月. 妇科腹腔镜手术患者应用丙泊酚或七氟烷复合瑞芬太尼麻醉的价值分析[J]. 实用妇科内分泌电子杂志,2019(18):89.

[18]黄宇光,罗爱伦. 疼痛治疗药[M]. 上海:上海世界图书出版公司,2017.